U0189528

重新思考衰老

[比] 马希尔·范德林登
（Martial Van der Linden）
[瑞士] 安妮-克劳德·朱利德·范德林登
（Anne-Claude Juillerat Van der Linden）

著

梁东丽　李灏　译

中国科学技术出版社
·北　京·

Penser autrement le vieillissement by Martial Van der Linden and Anne-Claude Juillerat Van der Linden
© Éditions Mardaga
Delta Business Community building, Rue Jules Cockx 10, bte 8, 1160 Bruxelles, Belgique
www.editionsmardaga.com
The simplified Chinese translation rights arranged through Rightol Media（本书中文简体版权经由锐拓传媒取得 Email:copyright@rightol.com）
The simplified Chinese translation copyright by China Science and Technology Press Co., Ltd.
All rights reserved.

北京市版权局著作权合同登记　图字：01-2020-4849。

图书在版编目（CIP）数据

重新思考衰老 / （比）马希尔·范德林登，（瑞士）安妮 - 克劳德·朱利德·范德林登著；梁东丽，李灏译.
—北京：中国科学技术出版社，2023.3
ISBN 978-7-5046-9930-5

Ⅰ . ①重… Ⅱ . ①马… ②安… ③梁… ④李… Ⅲ . ①阿尔茨海默病—防治 Ⅳ . ① R749.1

中国国家版本馆 CIP 数据核字（2023）第 032337 号

策划编辑	杜凡如　陆存月	
责任编辑	韩沫言	
封面设计	创研设	
版式设计	锋尚设计	
责任校对	吕传新	
责任印制	李晓霖	

出　　版	中国科学技术出版社
发　　行	中国科学技术出版社有限公司发行部
地　　址	北京市海淀区中关村南大街 16 号
邮　　编	100081
发行电话	010-62173865
传　　真	010-62173081
网　　址	http://www.cspbooks.com.cn

开　　本	880mm × 1230mm　1/32
字　　数	188 千字
印　　张	10.25
版　　次	2023 年 3 月第 1 版
印　　次	2023 年 3 月第 1 次印刷
印　　刷	北京盛通印刷股份有限公司
书　　号	ISBN 978-7-5046-9930-5/R · 2983
定　　价	79.00 元

教育是为了建立一种互惠互利的纽带，
让人们成为人类智慧宝库的守护人、建设者，
并将智慧传承给下一代。

——阿尔贝·雅卡尔（Albert Jacquard）

将这本书献给我们的父母和女儿。

序

多年以来，作为心理学家，我们两人遇到了许多有认知障碍的老年人，还有担心被诊断出患有痴呆症（主要是阿尔茨海默病）的老年人。我们对此逐渐感到不安。这种不安是由于我们观察到了在对这一人群的临床诊断和干预实践中存在着诸多不足：只关注老年人缺陷而忽视了老年人能力和可优化因素；还原方法论——从经验出发偏爱毫无根据的神经生物学解释和药物治疗，但其功效尚未得到证实，有时甚至会引起严重副作用；还有长期缺乏对老年人日常生活的心理和社会干预以及相应的预防措施。

近来，认知衰退快速地医疗化和病理化，让我们感到更加不安。实际上，人们正越来越广泛地在早期临床诊断中引用饱受质疑的轻度认知损害或临床前（无症状）阿尔茨海默病概念，并越来越普遍地使用有效性远未得到证实的生物标志物方法。

自20世纪八九十年代以来，我们对痴呆症诊断观念的标准提出了质疑，强调了认知异质性的重要性和诊断为痴呆症（如阿尔茨海默病）的人的发展异质性，并证明了通过适当的社会心理干预，可以帮助这一人群尽可能长久地保持独立而愉快的生活，同时保证尊严和生命的意义。

2000年以后，我们加大了对将大脑老化和认知衰退病理化和还原方法论这一主流生物医学模式的批评力度。这为我们的临床实践、科学研究和协会活动带来了显著的变化。在科学研究方面，我们进行了旨在更好地了解认知衰退各方面因素多样性的研究。我们还撰写了各种文章和书籍，将彼得·怀特豪斯（Peter Whitehouse）和丹尼尔·乔治（Daniel George）所著的《阿尔茨海默病的神话》（*The Myth of Alzheimer's*）一书翻译成法语，并在不同国家进行了多次演讲，展示我们为何认为转变对衰老的认识非常必要。在临床实践方面，我们坚持为老年人提供以幸福感和保持生活质量为中心的多因子、多学科的综合性心理评估和干预。在协会层面，我们在朗西（一座人口3万多的瑞士城市，也是我们居住的城市）创建了"重视并融入，以另一种方式老去"协会（简称VIVA协会），目的是增进代际团结，维护老年人（包括有认知障碍和/或长期居住在看护机构的老年人）的自主权、尊严，发挥老年人的社会作用，保障老年人参与有助于激励心理和身体健康的刺激性活动。

同时，我们创建了一个博客，以进一步宣传我们对衰老的主流生物医学模式的批判性分析，并向尽可能多的人展示形成另一种基于实证且更具人道主义的方法，这既是必要的，也是可行的。迄今为止，我们已经撰写了200多篇专栏文章。在这些专栏文章中，我们尽可能围绕科学研究，以清晰、详尽的方式（不回避这些研究中可能存在的局限性），介绍这些科研结果以及那些认为有必要改变大脑老化和认知衰退研究方法的研究人员和临床医生的理论立场。由于我们至今发表的大量专栏文章与博文均不成系统，只是取决于研究内容和我们的"心情"。因此，在我们看来，将这些内容编辑成书能更好地发挥作用。我们从中选取了最具相关性的专栏文章，对其进行总结加工，按主题重新分组，并补充了一些案例的最新研究数据。在编写本书时，我们沿用了博客撰写的一些指导原则：科学的视角以及详尽地、具有批判性且清晰地（我们希望如是）描述各类研究和重要主张。

在本书中，我们针对大脑老化和认知衰退的主流生物医学模式的批判是严苛的，甚至是彻底的，因为我们认为该模式引发的问题非常严重。我们意识到，这可能会对那些正在尝试更多地以衰老复杂性和老年人个性为实践依据的人们（临床医生、研究人员、协会成员、看护者）造成打击。但是，本书并不是为了批判而批判，它还提供了许多具体措施（包括医学角度），推动从研究方案到临床实践，再到社会组织层面形成另一种看待衰老的观念。我们希望这本书能够激发人们广泛讨论，探讨在不同的（包括那些诊断出患有痴呆症的老年人）大脑老化和认知衰退观念下，与老年人相关的个人、社会、科学和道德等各种问题。

非常感谢马尔达加出版社（Éditions Mardaga，比利时出版社）的团队在我们完成这项工作的过程中所提供的支持。感谢马克·里歇尔（Marc Richelle）和泽维尔·塞隆（Xavier Seron）将这本书纳入他们负责的丛书中出版。感谢他们的鼓励和建设性意见。

　　医学界对到2050年患有自主能力丧失的认知障碍（即痴呆症）的老年人数量的种种预测，已频频向人们发出警告，这预示着痴呆症这种病症在不久的将来将如同海啸一般，淹没家庭和医疗保健系统，并给社会带来无法承受的经济负担。为了防止这场可能的"痴呆症危机"的发生，自20世纪七八十年代起就逐步确立了主导地位的生物医学模式不断警示我们，我们有必要将全部精力投入各种基础和临床神经科学工具应用上，寻找痴呆症的神经生物学原因，制定神经生物学治疗措施，实现尽快诊断并尽早使用药物（或更广泛而言是生物学）治疗方案，推迟痴呆症的发生，并最终实现治愈。

　　从这个角度出发，人们建立了一种与处于正常衰老和痴呆症之间的中间状态相对应的新诊断类别。以往，老年人有记忆困难或轻度认知损害，会被视为是由年老引起的轻度问题。但是，主流生物医学模式带来了衰老观念的变化，导致人们认为这些人患有某种疾病，或者至少可能会发展为某种痴呆症（如阿尔茨海默病）。因此就有了轻度认知损害（Mild Cognitive Impairment）、前驱性阿尔茨海默病（Prodromal Alzheimer's Disease）、临床前阿尔茨海默病（Pre-clinical Alzheimer's Disease）的概念，且在美国《精神障碍诊断与统计手册（第五版）》中新增了轻度神经认知障碍（Minor Neurocognitive Disorder）。

同时，我们看到"记忆门诊"的数量正在迅速增加，其主要目的是对确认患有痴呆症或痴呆症前期症状的人，进行药物治疗。最近，还出现了一种诊断措施，即通过生物标志物尽早地识别阿尔茨海默病，包括在该病还未表现出认知缺陷表达之前（所谓的"临床前"或"无症状"）。于是我们看到了痴呆症（特别是阿尔茨海默病）生物医学还原论方法的强化，更普遍的是，伴随着对大脑老化和认知衰退的医疗化和病理化研究的不断增加，出现了污名化现象。

本书的第1章将介绍这种针对大脑老化和认知衰退的生物医学模式。这一模式非常有影响力，并且通过媒体实现全方位传播。我们还将描述这种模式传达的负面社会表征，以及其所在的社会和文化背景。

第2章将描述这种主流生物医学模式的众多局限性，展示以它为基础的各种假设如何与当前科学数据之间存在强烈矛盾。

我们还将回顾一些研究，这些研究越来越多地证明大脑老化和认知衰退问题在某种程度上取决于多种伴随终生的影响因素（生物学、医学、心理学、社会学、环境、文化……）。这一章结尾将介绍不同研究人员和临床医生的观点。他们坚持彻底改变大脑老化和认知衰退问题的研究方法，其中一些人在考虑到各种关键机制复杂性的前提下，还提供了详细的替代研究方案。

在第3章，我们将说明放弃早期诊断、药物治疗和认知刺激的重要性，我们认为应该将更多的资源分配给疾病预防和融入人们生活的社会心理干预。我们还将证明，对大脑老化和认知衰退问题的新研究方法将有望带来对诊断有痴呆症（或更具体而言，是阿尔茨海默病）的人的临床实践（评估和干预），以及负责实施的组织机构（尤其是记忆门诊）的深刻变化。这一章也将探讨休闲活动、艺术活动、社会参与和代际关系的重要性。

第4章将具体、详尽地集中讨论老年人（包括痴呆症患者）长期看护机构。主流生物医学模式对这些机构的负面影响尤为显著。这类机构的机构文化迫切需要改变，这种改变能够让这些机构将其常住人员作为正常人来看待，并以提升常住人员的幸福感和生活质量为目标。我们将通过描述可以在机构中发挥作用的各类干预措施，进一步说明这种机构文化改变的重要性。

最后，在第5章，我们将讨论更改术语的必要性，并通过公民辩论的方式，寻找痴呆症和阿尔茨海默病的替代表达。这一章也将批判性地研究有关延长退休年龄的问题，以及其与老年人认知功能的关联。这一章的最后将思考存在认知问题的老年人（更广义地讲是弱势人群）的权力、权利和公民身份等问题。

目录

?

第1章

大脑老化与认知衰退
生物医学模式的出现：
阿尔茨海默病神话

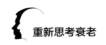

自20世纪初爱罗斯·阿尔茨海默（Aloïs Alzheimer）的研究开始，"阿尔茨海默病"专指一种以五十岁左右病患为主体的罕见疾病。20世纪70年代，美国率先提出了阿尔茨海默病与年龄无关，而是一种具有认知症状和神经病理特征（脑内老年斑沉积和神经原纤维缠结）的流行病。这一概念随后得到广泛认可。

随着媒体对这一概念的持续报道与夸大宣传，公众普遍相信，阿尔茨海默病在神经生物学上有明确的病因，它与其他神经退行性疾病不同，也有别于自然衰老。于是形成了一种观点，认为阿尔茨海默病具有一种致病因子（相对单一、与生俱来、关键且相同），病患均携带该致病因子而非病患则没有。这一概念也形成了一种医学分类方法，即根据不同和特定的疾病类别描述大脑老化与认识衰退。此外，阿尔茨海默病被视为一种"流行病"，必须与之抗争，且不惜一切代价战胜它。为了尽早控制这种流行病，需要明确病因，研发治愈该疾病的药物。甚至，人们还将阿尔茨海默病与"身份认知缺失""精神死亡""自我僵化"甚至是"活死人"等各种惨状联系在一起。

怀特豪斯和乔治将这种概念比作一个令人深信不疑的神话，即一种人们甚至为其改变了自己的思维模式和行为方式的社会结构，它赋予人信心，并鼓励采取行动但其本身却可能是错误的或是背离事实的。

正如怀特豪斯和乔治在其2009年的著作中指出，大脑老化各方面问题以上述的方式表现出来，主要受两种因素影响。首先，人类的预期寿命显著增加，研究如何应对随之而来的各种问题，需要资金支持。与各种重要程度不一的老龄化问题相比，冠以"必须与之抗争的可恶疾病"之名更容易获得资助。因此，20世纪70年代，美国国家老龄化研究所所长罗伯特·巴特勒（Robert Butler）如是说："我决意要让阿尔茨海默病成为尽人皆知的名字。只有这样，这个问题才能被定为国家需要解决的当务之急。这就是我所说的健康焦虑策略。"[①] 此外，查明各种大脑老化病症（包括阿尔茨海默病），并描绘出一幅我们将能治愈这些疾病的前景，也是在延续着我们能够战胜衰老，尤其是克服大脑老化的幻想。这与以效率、效益、竞争和个人主义为重点的世界观非常契合。脆弱性和局限性在这个世界中没有立足之地。当然，我们还应该指出的是：维持并夸大这一生物医学概念，能够维护权力地位和影响力，也能保障制药企业利益。

这一概念产生了许多负面影响。首先，它在大脑老化与认知衰退的大框架中仅提取了痴呆症的各种表象。这样的做法有

---

① 摘录自《阿尔茨海默病的神话》，彼得·怀特豪斯（Peter Whitehouse），丹尼尔·乔治（Daniel George），2009，135.

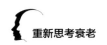

助于衰老的医疗化和病理研究，但也使得人们对大脑老化与认知衰退的狭隘认知蔓延开来。激起了人们对奇迹药物或生物疗法的迫切期望，以至于无论是病患还是照料病患的亲属，将所有用以提升幸福感、生活质量、身份认同感的切实可行的措施都置于次要位置。这一概念让人们在提及老龄化时，想到的更多是负担和危机（社会和经济方面），而没有考虑这是为我们提供了建立另一种社会模式的机会。在这种社会模式中，老年人拥有与他们的才干、天赋、能力以及他们的脆弱性完全匹配的社会地位。最后，这个概念还给有认知障碍的老年人贴上了各种污名化的标签。

下一节中，我们将聚焦阿尔茨海默病及其各种前驱性症状特征的判断方法，更详细地阐释大脑老化与认知衰退的生物医学研究观点。

1.1　主流生物医学模式中的阿尔茨海默病特征

医学上，阿尔茨海默病属于神经退行性疾病（或痴呆症），即导致神经细胞功能逐渐退化并可能导致细胞死亡的疾病。这种疾病会逐渐影响大脑，并呈现出一系列症状，特别是认知症状（如记忆混乱、注意力问题、语言障碍等），导致患者丧失日常生活行动的自理能力。退行性痴呆症（包括阿尔茨海默病）占痴呆症病例的绝大多数，血管性痴呆症（与脑血管疾病有关）占比第二。此外，阿尔茨海默病被认为是最常见的神经退行性疾病（60%的痴呆症与之有关），并且患病概率随着人们年龄的增长呈指数增长（有关这些疾病及其特征的详细介绍，参见Ivanoiu，2014）。

神经退行性疾病通常被认为是影响蛋白质代谢的疾病（蛋白质病）。由于构成神经元的某些正常蛋白质的形成、自然分解和更替受到了干扰，新陈代谢所产生的"废物"在大脑中累积，从而形成了特殊的标记物，通过这种标记物我们能够识别这一疾病。1907年，爱罗斯·阿尔茨海默在显微镜下观察一位痴呆症死者的大脑切片时，率先发现了后来被认为是该疾病的致病因素——两种蛋白质异常修饰。此后，这种疾病便以他的名字命名。这两种蛋白质的异常修饰，一种是被称为"老年斑沉积"的淀粉样蛋白细胞外沉积，另一种是作为神经元和轴突组成部分（细胞骨架）的Tau蛋白细胞内沉积，它们被称为神经原纤维缠结（有关这些病变的详细说明，参见Whitehouse & Geovge，2009）。在其他神经退行性疾病中，例如路易体痴呆或额颞叶痴呆，可以找到其他受影响蛋白质和其他用于识别该疾病的沉淀物。

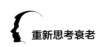

1.1.1　阿尔茨海默病的诊断[①]

长期以来，阿尔茨海默病的诊断标准是出现进行性发展的片段记忆（在特定时空背景下个人经历事件的相关记忆）障碍。该记忆障碍既可以是孤立的，也可以与其他认知问题相伴出现，并干扰日常生活。但是，美国国家老龄化研究所（National Institute of Aging）和美国阿尔茨海默病协会委任专家麦克汉（McKhann）等在2011年更新了阿尔茨海默病的诊断标准。他们认为该疾病从认知角度有不同表现形式。于是，他们区分出记忆缺失表现（被认为是最常见的表现）和无记忆缺失表现。记忆缺失表现的主要特征是记忆障碍；无记忆缺失表现的主要特征则是语言障碍，视觉感知障碍（阅读、物体识别等）或者执行功能缺陷（推理、判断或解决问题）。

在阿尔茨海默病的诊断方面，麦克汉及其同事也侧重突出生物标志物的重要性。这些生物标志物是通过脑成像或（通过腰椎穿刺获得的）脑脊髓液分析的方式，集中采集脑内老年斑沉积、神经原纤维缠结、神经元损伤（某些区域，尤其是海马体某些区域的脑萎缩和代谢减退被认为是阿尔茨海默病的特定影响）

---

① 应当指出的是，目前为止最常见的阿尔茨海默病（98%的患者）是偶发性的，而遗传性的则占比极少（2%的病患）。这两种形式的阿尔茨海默病在症状和在大脑中观察到的病变方面均被认为基本相同。只是，遗传性的阿尔茨海默病通常出现在较早的年龄（40多岁，甚至30多岁）。

的客观指标。我们将在下文讨论这些诊断标准变化的影响。

1.1.2　轻度认知损害的诊断

为了尽快识别阿尔茨海默病，生物医学界建立了另一种病症诊断分类，介于所谓的正常认知老化和阿尔茨海默病（痴呆症病症）之间，即轻度认知损害（Mild Cognitive Impairment, MCI）。这个概念的提出最初是出于研究目的，但很快被临床所采用。

由美国国家老龄化研究所和美国阿尔茨海默病协会委任的专家也详细归纳了轻度认知损害的诊断标准（Albert et al., 2011）。为了完成轻度认知损害的诊断，需要确定患者因认知功能前后变化而产生的忧虑（忧虑可能来自老年人自身、亲属或观察病患病情的临床医生）。同时需要从一个或多个认知领域识别出患者的行为低于与其所在年龄阶段和受教育程度应有的水平。更准确地说，与轻度认知损害诊断相对应的认知测试分数应该比与其年龄和受教育程度相匹配的人群平均行为水平低1或1.5个标准差，并且测评要有充足的规范采集数据作为前提（尤其是文化方面）。最后，轻度认知损害的诊断标准还包括患者仍有日常生活能力（区别于阿尔茨海默病诊断标准中的痴呆症病症）：认知功能水平的变化应足够小，还没有出现明显的日常行

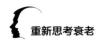

为能力障碍。

　　诊断阿尔茨海默病引起的轻度认知损害，需要排除其他全身性疾病或脑部疾病（例如血管疾病、外伤或代谢性疾病等）。进行性认知功能减退为诊断阿尔茨海默病引起的轻度认知损害提供了重要的补充依据（因此，纵向认知评估很关键）。专家们还补充说，当轻度认知损害患者向阿尔茨海默病发展时，病患将越来越频繁地在情节记忆测试中出现低水平表现，但病患在其他认知领域的表现还需要考察。由此，我们已经区分出不同类型的轻度认知损害：遗忘型轻度认知损害或非遗忘型轻度认知损害；单一认知领域轻度认知损害和多重认知领域轻度认知损害。同时还需要考虑存在遗传因素的影响，尤其是淀粉样前体蛋白（APP）、早老素1（PS1）、早老素2（PS2）基因的突变（对于具有这种遗传基因的人，轻度认知损害被视为是阿尔茨海默病的前驱症状；这些病例中的绝大多数会在60岁之前进入阿尔茨海默病早期阶段），以及载脂蛋白E ε 4等位基因的存在（载脂蛋白E即ApoE的 ε 4等位基因，是公认唯一能增加迟发型阿尔茨海默病发病风险的基因）。最后，专家建议，当在轻度认知损害患者身上检测到的淀粉样蛋白生物标志物和神经元损伤生物标志物呈阳性时，这种轻度认知损害大概率是由阿尔茨海默病引起的。

正如我们将在第2章中介绍的，轻度认知损害的诊断标准在概念和方法上都存在很大争议[①]。尤其是，似乎大多数接受这种诊断的人都没有发展为阿尔茨海默病（或更普遍地发展为痴呆症），他们的认知障碍保持稳定或逐步改善。但是，这种轻度认知损害的概念成了越来越多的研究主题。因此，在2012年，K.里奇（K.Ritchie）和 C.W.里奇（C.W.Ritchie）撰写的一篇旨在总结轻度认知损害概念的文献指出，在PubMed（一种出版物搜索引擎）中有11 659篇有关轻度认知损害的出版物。另外，罗伯特和同事（Roberts et al., 2010）发现，在一项关于轻度认知损害概念问卷调查中，90%的美国神经科医生承认轻度认知损害可作为临床诊断名称，并在医疗账单中使用了它的疾病诊断编码。此外，他们当中的很大一部分医生为轻度认知损害患者开过"抗阿尔茨海默病"的处方，即胆碱酯酶抑制剂（偶尔：45%；定期：24.8%）或美金刚（偶尔：30.7%；定期：8.5%）。已发布数据中没有关于欧洲的调查情况，但我们可以合理地认为欧洲也正在出现类似（甚至显著）的趋势。有意思的是，特里科等人（Tricco et al., 2013）在进行了系统的回顾和分析后得出结论：市场上可买到的抗阿尔茨海默病药物，即胆碱酯酶抑制剂（多奈哌齐、卡

[①]　参见Van der Linden &Juillerat Van der Linden, 2014。

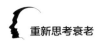

巴拉汀和加兰他敏）以及美金刚，并不能改善轻度认知损害患者的认知能力和功能状态。

1.1.3 临床前阿尔茨海默病的诊断

应美国国家老龄化研究所和美国阿尔茨海默病协会的要求，专家们还共同建立了诊断阿尔茨海默病临床前（无症状）阶段的新标准（Sperling et al., 2011）。该标准总体上基于淀粉样蛋白级联假说。尽管有争议，但这仍是目前最常用来解释阿尔茨海默病的发病原因的假说。该假说假定淀粉样斑块（脑内老年斑）的沉积是导致阿尔茨海默病变性级联的主要原因，因此，Tau蛋白细胞内沉积（神经原纤维缠结）较淀粉样斑块增加是次要原因（关于这一假设及其局限性的描述，请参见Whitehouse & George，2009）。在此基础上，专家们提出了阿尔茨海默病临床前的三个连续阶段（在轻度认知损害阶段之前）：①淀粉样物质（淀粉样变性）生物标志物的单独存在（无认知病症）；②淀粉样物质的生物标志物和神经元损伤的生物标志物（在被认为是阿尔茨海默病"特征"的区域中发现脑萎缩和代谢减退；脑脊液中Tau蛋白水平高）同时存在（无认知病症）；③淀粉样物质和神经元损伤的生物标志物及认知能力减退（但不符合轻度认知损害和痴呆症的标准）同时存在。

专家明确指出，这些阿尔茨海默病临床前标准是以研究为目的制定的。尽管其有效性仍然存在很大的不确定性（请参见第2章和Van der Linden & Juillerat Van der Linden，2014），且用于诊断会对病患构成风险，但显然它们已经被应用于临床诊断。

在下一节，我们将通过发生在一名医生和一位老人间的虚构谈话来展示老年医疗的普及是如何开展的。然后，我们将更深入地介绍这种生物医学模式所传达的社会表征，以及催生出这一模式的社会和文化背景。

1.2 在阿尔茨海默病的"新世界"中，一次医患间的虚构谈话

2010年8月，怀特豪斯和乔治在他们的博客上发表了一篇专栏文章，向读者描述了一次医患间的虚构谈话。这次谈话设定为对"阿尔茨海默病的新世界"的咨询。这次咨询中，我们将用到刚刚描述的常用的早期诊断程序（生物标志物）。在我们看来，这次谈话可以很好地展现目前某些记忆力医疗咨询中存在的情况。

> **医生**　欢迎来到我们的诊所！
>
> **患者**　我对自己的记忆有些担忧。

医生　是的，从您的记忆测试结果看，我发现您的记忆功能有点小问题。但您很幸运，我们有一种针对您这种情况的新检测。实际上，我们有很多新检测方法。

患者　这些能对我有什么帮助？

医生　它们将能展现大脑的病变程度。

患者　能告诉我是什么类型的病变吗？得知病变后该怎么办？

医生　我们可以告诉您，您体内出现了某些蛋白质的异常，在某些人（并非全部）身上这样的蛋白质异常与记忆障碍有关。

患者　这样就可以确诊了？

医生　不完全是，但是这种异常增加了某些病症的可能性，例如阿尔茨海默病。

患者　是说阿尔茨海默病会在这些检测中以特殊的方式表现出来？

医生　是的，但还会和一些其他疾病和衰老的症状有重合。

患者 嗯……那么做这些检测要花多少钱？

医生 这取决于您要做多少检测。实际上，这些检测目前仍被认为是实验性的，所以不属于保险范畴。如果您决定做所有检测，可能需要花费数千美元（费用因国家而异）。

患者 我需要做一个腰椎穿刺和脑成像吗，像宣传册说的那样？

医生 实际上，我们可以根据两项检测中某一项所提供的信息，也可以根据两项检测所提供的信息来判断。当然，信息越多，我们就越能够准确分析您患病的风险。

患者 所以我做的检测越多，您得到的信息就越精确？

医生 是的，但是最终我们只能给您一个风险范围，当然，我们也不确定这一范围的大小。

患者 那我应该做什么检测？

医生 嗯……我必须告诉您，我们在某些领域有研究经费，实际上我们有自己的检测，我们正在尝试将其推向市场。

患者　哦！那这些信息对您的治疗方案意味着什么？

医生　我将告诉您应该吃水果和蔬菜，定期锻炼并保持头脑活跃。

患者　这些方面，我已经做得很好了，但是这个建议是怎么从检测结果中得出来的呢？

医生　实际上，它并不是真的依赖检测结果，但是如果您的检测结果不好，我会更加坚持给出这些建议。如果您的状态将更加严重，我还会告诉您适当提前规划一下财务和法律事务。

患者　我认为，无论如何，每个人都应该做好提前计划，随着我们变老，每个人不都面临着死亡的风险吗？

患者再次　哦……还有……这些测试与您推荐的药物有关联吗？

医生　将来可能会这样。但是，目前我们还没有任何药物能够治疗您的脑部病变。

患者 哦，我知道了……好……那这种药物什么时候可以问世？我在报纸上常常看到这方面的文章。

医生 随时都有可能！目前有数百款药物正在研制中。

患者 这太有趣了。这和我刚刚看到的一个哈佛医生五年前在电视上说的话一模一样。

医生 这是因为这些研究既昂贵又困难；而且，我们还不知道有多少种疾病要识别和治疗。

患者 好像是挺困难的。也许我应该照顾好自己、家人，管好自己的事情，等到药物问世后再回来。

医生 这是一种过时的思考方式。我们需要人们参加这些检测，以便让它们变得更好。

患者 让我自己变得更好？

医生 不，让那些检测变得更好。

患者 所以，在这个"新世界"里，我参加很多昂贵的检测，您还没办法告诉我哪些检测是最好的。这些检测只能给出一个我面临着什么风险的模糊概念，而

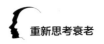

且对我的治疗还起不到任何作用？

医生　嗯……如果您非要这样看问题的话……

患者　也许还是"旧世界"更好吧。看上去变老是常事，而且在社区里参与活动的效果也很好。所以我要去代际学校做志愿者了。那么再见了，下次问诊再见，时间嘛……

　　显然，这位虚构的"患者"并不接受医生的生物医学观点，所以他起身离开了。但有多少人承受着焦虑和羞耻带来的重压，而无法从中解脱？这正是我们要在下一节回答的问题。

1.3　主流生物医学模式驱动下的阿尔茨海默病社会表征

　　在某种程度上，我们每天用来描述大脑老化和认知衰退的术语给有认知困难的老年人贴上了污名化标签，使得他们被社会孤立。乔治（George，2010）描述了我们是如何一步步将有认知障碍的人视为一种毁灭性疾病（阿尔茨海默病）的受害者，一种必须毫不留情、坚决被消灭的流行病（类似于传染性流行病）的受害者。纽约州锡拉丘兹的莱莫因学院政治科学系教授贝尤尼亚克（Behuniak，2010b）观察到在通俗文学和科学文献中，那些确诊为阿尔茨海默病的患者被视为活死人。这种比喻引发了社会舆论恐慌，人们对这些病患深恶痛绝，要剥夺病患的人性并使他们被社会边缘化（他们当中有些是患者，有些则不是）。贝尤尼亚克呼吁人们行动起来，抵制这种现象，关注人性的相互联系和相互依存。乔治和贝尤尼亚克并不能将痴呆症老人面临的困难和经受的痛苦降到最低，但他们的主张是为了从根本上转变社会对这些病患的看法，进而改变病患对自身的看法。要实现这种转变就要改变语言表达！

在比利时博杜安国王基金会（Fondation Roi Baudouin）开展的一项工作中，天主教鲁汶大学的范·戈普和维克鲁伊斯分析了大量语料，包括超过3 000条的语录、小说节选、报纸文章、杂志、宣传册、电影、纪录片、电视报道、在线视频片段和网站（Van Gorp & Vercruysse，2011），利用系统的分析框架，列出了媒体对阿尔茨海默病的不同定义。并由此识别归纳出了六个主流框架和六个替代框架（或对立框架）（作者在其作品中对这些框架进行了详细说明，并附有大量插图）。主流框架包括：

（1）心身二元论：随着阿尔茨海默病患者失去理智，他们只剩下物质上的外壳。即使肉体还有生命，但住在其中的人被认为已经死亡，因为它已经失去了个性和身份。

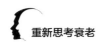

（2）入侵者：将这种疾病视同敌人或怪物，必须要与之战斗。这一框架频繁使用战争语言。

（3）科学崇拜：以科学为前提，让人们相信只要投入足够多的资金用于研究，就能看见治愈的希望。

（4）死亡恐惧：突出疾病与死亡之间的联系。确诊患病，就像是死刑宣判，成为整个灾难的开始。

（5）角色颠倒：阿尔茨海默病患者再次成为孩子，这意味着角色发生互换（孩子成为自己父母的父母，应该照顾他们，比如照顾他们进食或清理个人卫生）。

（6）没有回报：这个框架的重点在于对亲属来说，"阿尔茨海默病患者"意味着负担。这个负担很重，因为它没有互惠性，而我们都高度重视自立。

对于这六个主流框架，作者以六个对立框架做了对比，这些对立框架主要来自怀特豪斯和乔治的《阿尔茨海默病的神话》和范·罗苏姆（Van Rossum）的《我脑中的奇怪房客：与阿尔茨海默病共同生活》（*Eenvreemdekostganger in mijn hood. Mijnleven met Alzheimer*）两部作品：

（1）身心统一：阿尔茨海默病患者永远不会被物化：他们永远都是人，具有自己的身份、个性和经历。重点不在于失去了什么，而在于剩下了什么（尤其是丰富的情感生活）。

（2）陌生的旅伴：这里将疾病视为"某人"，它是人们在生命旅程中遇到并且必须共同生活的人，不应将他的出现当作负担。重要的是要保持对自己存在的掌握，而不是由旅伴决定。

（3）自然衰老：它不是疾病，而是人脑自然衰老过程的一种变体，尽管这是一种极端的形式。因此必须以人为中心，从治疗（和康复）的理念转向护理的理念。

（4）及时行乐：关注阿尔茨海默病患者剩余的生命，他们仍然有很多可以享受生活的时光（在生活中的小事里寻找幸福和安慰）。

（5）人各有时：阿尔茨海默病患者的孩子们接受这样的观念，即人生各有时，是时候成为他们父母的"父母"了。患者没有变成婴儿，而应该被视为弱势的成年人。

（6）好母亲：周围的人继续将"患者"视为完整的人。这个框架的目标是保持情感联系。通过进入他的生活并尊重其喜好，让他感受到周围人对他所有的爱。

实际上，似乎只有两个替代框架真正起着对立框架的作用（"陌生的旅伴"和"及时行乐"）。它们独立于主流框架的术语体系之外，使得信息接收者免受主流框架影响。作者认为，通过主流框架和对立框架，能合理地引导人们在与阿尔茨海默病患者的沟通交流中更多借助对立框架，从而使这种疾病更容易

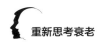

被社会接受。从这个角度来看，这项工作的第二个目标是检验
两个对立框架（"身心统一"和"及时行乐"）中与阿尔茨海默
病有关的信息是否会令公众觉得可信、易理解并引人关注（通过
对比利时人口代表性样本的测试活动来评估）。总而言之，这项
活动得到了积极响应，公众也确实广泛认为它是可信、易理解
且有效的。

　　然而，作者也提到了使用对立框架的障碍。事实上，一些
人可能认为阿尔茨海默病对于"患者"和利益相关者而言同等重
要，这是需要决策者、研究人员和媒体认真思考的。从这个角
度来看，人们倾向于使用主流框架。这些主流框架的策略通常
可以保障研究经费，获取某些专业协会的资助。但是，正如作
者指出的那样，尽管这种策略在短期内可以发挥积极作用（获得
更多经费），从长远来看，它延续着社会对阿尔茨海默病的各种
偏见，并且给这种病症带来宿命论的色彩。最后，作者指出，
使用对立框架并不意味着弱化阿尔茨海默病的严重程度，也并
非低估那些悲惨时刻和这一病症最后阶段对人的影响，因为这
样只会加深人们对这种疾病的偏见。而且，作者特别补充说明：
"但是目前来看，人们的全部注意力过度集中在最终阶段了！"

　　在这项内容繁杂的研究工作中，范·戈普和维克鲁伊斯详
细地分析了在与阿尔茨海默病患者的沟通交流中的各种主流框

架，并确定了不同的对立框架。尽管如此，这两位作者的分析仍停留在主流生物医学模式的框架内，也就是说将阿尔茨海默病定义为一种特定疾病，区别于所谓的正常（或自然）衰老。因此，即使他们着重总结了一个名为"自然衰老"的对立框架，将阿尔茨海默病视为人脑自然衰老过程的一种变体，但这种对立框架的使用目的并不是真正为这种病症去污名化。此外，在评论和分析中，他们不断提到特定疾病的存在。对他们来说，这种框架研究只是在细微处对阿尔茨海默病的形象进行差异化表达，并没有质疑它的疾病定义。

确诊为阿尔茨海默病或痴呆症的患者被贴上污名化标签也会影响其亲属（连带污名）。因此，这种污名化不仅改变了确诊患者自我看法、自我评价以及自身的行为方式，也改变了亲属对病患的感受、评价方式，以及与病患相处，从情感上应对各种困难的行为。

维尔纳和同事（Werner et al.，2010）专门研究了确诊为阿尔茨海默病的病患亲属的主观感受。在以色列进行的研究中，维尔纳对10名成年人（8名女性和2名男性）进行了半结构化访谈。这10人都在照顾患病的父亲或母亲，他们的平均年龄为52.9岁，照顾父亲或母亲的平均时长为4.4年。对每个受访者的访谈基本结构都是相同的，都是从以下问题开始："请您试着回忆当您告诉他人您的父亲或母亲患有阿尔茨海默病时，他们作何反应？""在您父亲或母亲确诊阿尔茨海默病后，他人对他们的态度是否改变？如果是，具体是怎样的变化？""在您父亲或母亲确诊阿尔茨海默病后，他人对您本人的态度是否改变？如果是，具体是怎样的变化？""您将这一诊断结果告诉过哪些人？他们作何反应？""您对父亲或母亲的病情或行为有何感受？""您认为公众如何看待阿尔茨海默病病患？"等。该研究收集了受访者反馈的全部信息。

研究内容分析揭示了照顾病患的亲属被打上污名化标签后主观体验（感觉）的三个主要方面：

①自我污名化。它与照顾者对自己父亲或母亲的认知问题、异常行为、身体或功能退化承担责任相关。这种污名会带来各种各样的情绪（同情、悲伤、愧疚、羞耻、尴尬、厌恶），其中一些情绪（如尴尬或厌恶）导致寻求帮助的次数减少，情绪低落和隐瞒父母的病情，甚至减少与父母的互动和参与护理的情况。

②人际污名化。它与其他家庭成员、朋友和社区其他人的负面反馈相关。这些反馈主要与认知问题和外貌有关。照顾者表示，社区其他人对阿尔茨海默病感到恐惧、厌恶和怜悯。恐惧的情绪指向两个不同的方面：一个是对自己可能会患上这种疾病（或拥有类似经历）的恐惧，另一个是面对一个不同的人（即无

法认出之前熟悉的人）的恐惧。恐惧和厌恶的情绪体现在回避阿尔茨海默病患者，而怜悯的程度与更加亲近和亲密的关系有关。

③结构性污名化。它与照顾患病的父亲或母亲的专业人员（尤其是家庭医生）的知识不足，以及与寻求相关服务的困难有关。研究者先前的研究表明，当家庭医生对阿尔茨海默病的知识和可以提供的辅助手段有足够的了解时，这方面的污名则更多是与医生对阿尔茨海默病患者的歧视态度（回避、强迫行为）有关。

当然，这项研究结果在调查对象所处的特定文化背景和样本量方面有局限性，但是这也使得从每个照顾者样本上收集的信息非常详细。然而，从这项研究中得到的是成年人照顾自己父母的感人形象和父母遭受各种类型的污名给照顾者带来的痛苦感受。

受美国国家老龄化研究所和美国阿尔茨海默病协会委托，专家们最近发布了有关轻度认知损害和临床前阿尔茨海默病的各项诊断新准则。在这一背景下，两位美国社会学家，贝尔德和尼瑞（Beard & Neary，2012）开始关注被诊断为轻度认知损害的患者所要面临的问题。他们认为，现代医学和现代医学机构是人们生活中的强大社会力量。因此，给出临床诊断标准（例如轻度认知损害）后，它们便成为社会标签，能区别和划分人群。某些诊断更可能将确诊的人打上低人一等甚至是亚人类的标签。诸多社会科学研究清晰地表明，现代医学体系作为一种

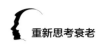

社会控制性机构，是如何影响社会对衰老的看法以及把老龄化构建为一种消极现象的。对衰老的各种贬义概念，让人们不再为年龄增长而庆生，让人们不愿接受其人生必然走向的自然衰老，无法认可即使有认知障碍，仍能投身生活，活出精彩；以此为代价，这些概念映衬并助长了衰老的生物医学化。实际上，做出像轻度认知损害这样模糊的诊断（所谓的痴呆症前驱状态）只会使人们陷入极度的混乱，增加不必要的压力，加剧对自然衰老的担忧，夸大了人际关系问题。总体而言，从社会学的角度来看，被诊断为轻度认知损害的人与被诊断为阿尔茨海默病的人有共同之处。他们都感到个人福祉和人际关系受到了威胁，这里也包括出现自我贬低的自我评价。

贝尔德和尼瑞（Beard & Neary，2012）对被诊断患有轻度认知损害的18个人进行了访谈。使用基于扎根理论（即基于现场数据分析）的研究方法分析，他们重点指出了受访者应对这种诊断的4个常见反应：

①询问自己这一状态是否是患上了疾病。大多数受访者认为他们的认知损害是正常衰老过程的结果，而非脑部疾病。他们并不认为偶尔遇到的困难是重大问题，而是将其归因为自己在变老。人们采用各种应对策略，例如幽默、以情绪为导向的策略（面对困难逆来顺受，将这些困难正常化，而不是直面困

难）和问题解决策略（用多记录的方式来弥补记忆问题）。最后，大多数受访者声称，他们的认知损害并非他们独有，几乎所有该年龄段的人都有这些问题。

②很难定义轻度认知损害。当被问及诊断结果时，尽管受访者多数情况下将轻度认知损害与正常的衰老过程联系在一起，但他们不能清晰地解释什么是轻度认知损害。实际上，受访者中的许多人甚至不确定轻度认知损害是否是精准的医学定义。一些人将轻度认知损害定义为记忆障碍，但概念模糊不清。可以看到，轻度认知损害传达的医学解释令人抵触，同时也造成了严重混淆和不确定："我不知道……先兆？我的感觉是有很多未经证实的想法，而且没人真正明白。您是否患有早期阿尔茨海默病？您是否患有轻度认知损害？两者有区别吗？这是一个灰色区域。这就像尝试定义没有意义的事。"

③将自己的情况与阿尔茨海默病划清界限。尽管他们感到困惑，但是那些被诊断出患有轻度认知损害的人强烈拒绝将自己的情况和阿尔茨海默病挂钩。许多人认为，能够意识到自己出现问题是他们的情况（被认为是正常衰老的反映）与阿尔茨海默病的区别所在。但是，大多数受访者也认为自身存在某些困难，达到了一定的严重程度，这表明确实存在问题。

④对比阿尔茨海默病，对轻度认知损害诊断的意义进行辩

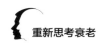

论。受访者主要依靠医学解释来定义阿尔茨海默病，但是对其病因不确定。然而，他们在谈论阿尔茨海默病时均表示了恐惧，认为确诊这种病就仿佛宣判死刑。这个观点不足为奇，而且反映了对阿尔茨海默病的极端悲观态度，这一态度最初来自主流生物医学观点，并通过媒体传递给了大众（一种思想和身份的缓慢死亡）。考虑到社会对阿尔茨海默病的压倒性负面印象，被诊断为轻度认知损害的人采用将自己的状况与这种"疾病"区分开的策略，以免被连带贴上污名化的标签。

贝尔德和尼瑞（Beard & Neary，2012）的研究告诉我们，轻度认知损害的诊断能制造高度紧张氛围，令患者为维护自己的身份而抗争，并制定应对策略来"管理无法管理的情况"。

1.4　衰老生物医学模式出现的文化背景

21世纪初，文化神经科学大行其道，诸多社会学者纷纷投身其中（参见Williams et al.，2012）。人们对阿尔茨海默病的神经生物学疗法寄予厚望，这与文化神经科学的潮流完美契合。文化神经科学的影响不仅体现在神经科学研究和临床实践凸显的重要性（特别是越来越多的声音质疑心理学、社会学分析合法性以及对精神药物治疗的巨大关注），也促进了神经科学多学科混合发展（神经经济学、神经营销、神经教育、神经教学、神经美学、神经政治、神经机能、神经神学、神经伦理学，等等），改善大脑功能产品的研制（大脑兴奋剂或神经痛药物），大脑优化补偿技术（健脑技术产业、神经假肢）开发，还有社会目标（神经多样性）的发展。

于是大脑还原论，或者更广泛意义上的神经生物学还原论成为主流思想。正如纪尧姆和同事们（Guillaume et al.，2013）所指出的那样，这些神经学科及由此催生的产品、技术和社会目标将各种行为、信念和技能简化为生物学的几个决定因素；忽视"我们的精神生活也是我们的学习、生活轨迹、社会文化特征和所处环境的产物"。文化神经科学为治疗、管理、保护、刺激或增加大脑的（认知）能力，甚至改善或优化人类境况提供了可能性。它可以提升大脑健康状态（神经性），就像体育锻炼（有氧运动）可以提高心肺功能。实际上，我们正在见证人们对于大脑的"过分迷恋"，大脑被认为是个特殊而独特的实体，如果健康的人想要保持自己精神的健康状态并维持自己的身份，那么必须不断地对大脑进行刺激、联通、重建、滋养和悉心照顾（George & Whitehouse，2011）。这非常符合新自由主义的原则，即重视效益、效率、竞争和个人的价值，认为每个人都具有自给自足和自我保护的内在倾向，而不是倾向于满足集体更广泛的需求。

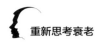

文化神经科学导致人们将记忆效率视为一个重要的社会因素（参见Katz & Peters，2008）。的确，良好的记忆力被认为是生活在超认知社会或信息社会中的必需品（当然，科技可以为记忆存储提供新的可能性）。此外，记忆障碍被认为是向第四年龄段的过渡指标，这个年龄段意味着衰退和依赖，这与文化神经科学所崇尚的个体能力和效率相对立（痴呆症因此成为极度悲观的话题）。轻度认知损害概念的出现恰好符合这样的目的：尽早识别认知能力下降的警告信号，并尽早采取措施（药物或其他）阻止其进一步发展。这是普及衰老医疗化总体框架的一部分，特别是促进了抗衰老医学的发展。

威利和史密斯（Whalley & Smyth，2013）在《神经病学》（*Neurology*）杂志上发表的一篇题为《人类文化与痴呆症流行的未来：危机还是十字路口？》的文章中表示，我们正处在这样一个十字路口，即如何认识并应对痴呆症的流行与影响。他们指出，历史上，文化和社会因素曾有助于减少严重疾病病例，降低严重疾病的影响。这些因素包括社交和饮食条件的改善以及生活方式的改变。在他们文章的最前面，作者引用了著名的德国病理学家、社会医学之父鲁道夫·菲尔绍（Rudolph Virchow）的话："流行病的出现不知不觉，常常在文化发展后消失得不见踪迹……因此，流行病的历史就是人类文化动荡的历史。"和菲尔

绍的观点一脉相承，威利和史密斯认为确实有必要考虑到与大脑
老化和认知衰退相关的表征所涉及的社会、环境和文化因素。

1.5　痴呆症和现代生活方式

得克萨斯大学奥斯汀分校社会学教授约翰·米洛斯基（John
Mirowsky）观察了在现代生活方式下老年人认知功能中与年龄
相关的变化。该分析主要基于美国的数据，但其结论无疑具有
更广泛的关联性。米洛斯基（Mirowsky，2011）首先阐述了以
下观点，整个20世纪，人们的智力效率（智商）和受教育水平
在提升，对认知水平有较高要求的职业活动在增加。新近步入
老年的群体的认知功能水平本应该相应提高。然而，与预期完
全相反，新近步入老年的群体的认知功能水平却依然停滞，甚
至有所下降。人口统计学通常用人类存活率来解释这一异常：
技术和经济的发展会导致生存所必需的认知功能水平下降。换句
话说，认知功能较差的人可能在老年群体中活得更久，这拉低了
老年人认知功能的平均水平。

据米洛斯基称，还有其他因素会抑制或抵消更高的智力效
率、学历或需要更高认知水平的职业活动所带来的益处。

技术进步使人们凭借较低的认知功能水平便可以生存，这

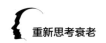
会减少日常生活所需的体力活动。在过去的一个世纪中，工作、出行和休闲娱乐所需的体力活动有所减少。而这种减少将削弱大脑良好运作所需的有氧代谢能力。此外，由于老年人占人口的大部分，面向老年人的技术、建筑规划和援助服务成为社会发展方向。这不仅减轻真正有需要的人（老年人和残疾人）的体力负担，也减少了所有人的体力活动。

食品成本的降低，以及从自己在家做饭转变为点外卖或在餐厅就餐，将放大体力活动减少对血管和代谢系统的影响。更广义地，在严重缺乏体力活动的情况下，生理系统已经为了匹配运动量而逐渐调整，随后将变得越来越不平衡。其结果将会是肌肉萎缩、关节发炎和钙化、骨质疏松变形、心脏衰竭、动脉阻塞和硬化。肥胖和超重就是这种生活方式的负面影响的最直接体现。超重还与影响认知功能的各种生理机能障碍有关（高血压、2型糖尿病、低密度脂蛋白与高密度脂蛋白比例过高、对胰岛素产生抗体、血糖控制不佳、氧化应激、心脏病、脑卒中、炎症等）。此外，体脂过高本身似乎也可能直接导致认知能力下降。

正如米洛斯基所指出的那样，体力活动的减少、超重以及与之相关的所有机能障碍都与"生物蓄积"有关，它们将许多微小的影响积累变为更大的影响，一旦发生，则会维持这一状态。而且，"生物蓄积"不会提供直接且明确的反馈来提醒人们采取保护性措施。另外，临床实践通常也无法改变人的生活和工作方式。

面对不健康的生活方式造成的这些机能障碍，人们正在服用越来越多的药物应对，例如控制血压、胆固醇和血糖水平，调节肠道活动、排尿、胃酸分泌和胃食管反流，缓解焦虑、抑郁或者疼痛。但是，这种药物累积对认知功能，尤其是对老年人的认知功能，构成了重大威胁。这些药物对老年人认知功能的负面影响往往成倍增加。值得注意的是，许多药物具有抗胆碱能作用，会影响认知功能，为了治疗各类问题和疾病而使用各种药物，使得其对认知功能的损伤在此过程中逐步累积。随着年龄的增长，人体产生的乙酰胆碱会减少，可与之结合的受体也会减少，于是这些负面影响在老年人中便会更为明显。

临床研究表明，在某些情况下（例如，高血压或高糖血症），通过精确的药物控制可以改善认知功能。但是，在带来益处的同时，高血压用药会在现有药物抗胆碱能作用的基础上增加额外负担，而高血糖用药虽会产生降糖效果，但可能导致大脑损伤。实际上，临床研究代表的是"理想的"医学实践，与实际的临床实践相去甚远。研究人员通常选择的患者并没有同时患有多种疾病，然后遵循精确的剂量方案以求最大限度地发挥药物潜在的益处并减少副作用，再对治疗结果（治疗前后状态）进行客观评估。而且，他们的治疗过程、症状和结果都

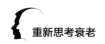

会被记录下来。

但是，该领域的临床实践通常并非如此。不同的专家在不同的时间针对患者的不同状况开出多种药物（这还不算患者自己购买的非处方药），而且很少或根本没有人会跟踪后续治疗效果。因此，患者发现另一种疾病后可能会寻求另一位专家的帮助，而这位专家将开出新的处方，往往和其他专家一样，他并不会考虑患者已经在服用的其他所有处方药，也不会擅自移除其他专家开的处方药。

药物累积对认知功能的影响（Mirowsky，2011）

一名65岁男性到记忆诊所咨询，MMSE[①]得分13/30，表明患有严重的痴呆症。一年前，他接受了冠状动脉搭桥手术。术后阶段，他出现了焦虑不安和思维混乱的症状。出院后，他服用的处方药包括锂片、多塞平（一种三环类抗抑郁药）、氯硝西泮（一种抗焦虑药）和卡巴拉汀（一种用于治疗痴呆症的胆碱酯抑制剂）。在家里，他完全依靠妻子的帮助才能完成日

---

① 简易精神状态检查Mini-Mental State Examination：简短的认知损害筛查测试，非常简洁地评估空间和时间方向、记忆、口算、命名和理解、阅读和视觉构建技能。该测试结果还受到感官或语言障碍以及受教育水平的影响。

常生活的大部分活动，比如上下床、洗漱、穿衣和如厕。由于感到疲惫且害怕跌倒，他不得不开始使用轮椅。记忆诊所的医生要求其停止服用多塞平和萘普生（一种非类固醇消炎镇痛药，非处方药），减量服用锂片、氯硝西泮和卡巴拉汀，并在家进行定期的专业物理治疗。

一个月不到，此人不再需要使用轮椅，不再会感到迷茫或困惑，他的MMSE评分上升至29/30，而且，他又可以在无人帮助的情况下，自主进行日常生活中的所有活动了。

实际上，关于药物累积引发与年龄有关的认知能力下降，以及它在缺乏运动和血压过高之间关系中的作用，我们掌握的准确信息太少。这可能还需要我们进一步了解老年人从小到大使用过的处方药对其认知功能的影响（例如，针对儿童期的注意力障碍、青春期或成年初期的焦虑和抑郁、从五十多岁开始就治疗高血压和高胆固醇等用药）。

总体而言，米洛斯基的观点强调了我们在讨论大脑老化与认知衰退问题时，要拓宽视野，考虑到各种复杂性并结合当下的生活方式。从类似的角度出发，福克斯等人（Fox et al., 2013）提出现代生活中某些与卫生习惯有关的方面（例如，抗生素、消毒措施、饮用水、道路铺料等）在老年人认知问题的发展中也产生了影响。这些卫生习惯会导致人们更少地接触到微生物。而这些微生物在人类历史大部分时间都与人类共生。这样的结果是淋巴细胞的更新不足，进而导致免疫失调。在其他常规描述外，阿尔茨海默病还被描述为可能会出现炎症的疾病，因此上述作者假设：弱免疫刺激引起了免疫失调，可能导致患病风险。以这一假设为基础，他们观察到，在卫生条件最好、病原体程度最低（依据为某些疾病的流行历史和当前的寄生虫感染情况）的国家中，阿尔茨海默病发病率较高（该统计结果已经根据人均寿命调整）。此外，城市化程度和财富水平最高的国家中，阿尔茨海默病发病率也较高（该统计结果已经根据人均寿命调整）。尽管收集大量流行病学数据具有其固有的局限性，但这项研究提出，某些免疫刺激可以防范患阿尔茨海默病的风险，这个建议为探索这一疾病开辟了非常有意义的研究角度。

？

第2章

大脑老化与认知衰退的
复杂性概念辨析

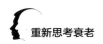

我们在第1章（第1章的第1节）中描述过针对大脑老化与认知衰退的各种生物医学假设，但它们受到越来越多来自研究人员和临床医生的严峻挑战。的确，数据的积累为一种新的观念提供了支持，这种观念真正考虑了在一个人整个生命的时间范畴内，存在与老年人认知功能相关的多种因素和机制问题。

这种观念上的变化可以概括如下：每个人的大脑，和关节、皮肤、视力、听力等一样，都在逐步老化。伴随老化，不可避免会出现的是认知损害（注意力和记忆力等方面的）。这一过程影响了老龄人群中的很大一部分人。换句话说，大脑老化与认知衰退本质上就是人类发展历程的一部分。但是，与衰老相关的认知障碍严重程度在不同的老年人身上的差异很大：有些人情况较轻，且发展非常缓慢，而另一些人情况严重，且发展迅速。总之，认知衰退的发展程度与各个年龄段的众多因素（如生物、医药、心理、生活方式、社会、文化和环境）相关。

2.1　主流生物医学模式的局限性

各种实证发现引起了人们对阿尔茨海默病主流生物医学模式的质疑，但我们将看到同样的情况也发生在其他神经退行性疾病研究方面。

　　首先，被诊断为阿尔茨海默病的人所呈现的认知障碍的表现存在很大差异。除了记忆缺失（有时反而没有这种严重的类型），人们还会表现出各种各样的认知障碍（感知所处世界、行为举止、行动组织、语言、注意力等）。此外，也有研究将广义的认知损害定义为缺乏对注意力的控制（Tse et al.，2010）。如果阿尔茨海默病的认知损害可以呈现出多种方式，则说明该疾病在认知症状方面并没有真正的诊断异质性。还应注意的是，阿尔茨海默病的这些异质性认知表现，似乎与特定的脑功能网络损伤相对应，但是淀粉样蛋白斑块的沉积难以解释这种临床解剖异质性（Lehman et al.，2013）。

　　此外，认知障碍的发展情况因人而异，许多人（22%至58%）的病情可能会保持稳定或缓慢发展数年（长达7年），而这与是否服用抗阿尔茨海默病药物并无关系（Bozoki et al.，2009；Tschanz et al.，2011）。在更广义的层面上，曼伽等人（Mungas et al.，2010）指出，在正常老年人和被诊断为轻度认知损害的人中，存在认知轨迹的重大异质性的情况（平均随访时间为2.9年，范围为1.4年至7.7年）和被诊断为痴呆（主要是阿尔茨海默病）的人中一样多。这是在已发现的三个认知领域（片段记忆、执行功能和语义记忆）所做的研究。此外，最初的临床诊断并没有充分说明这种异质性，并且在这三类人群中，认知衰退率

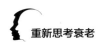

的分布存在很大的重叠。在一项对诊断为阿尔茨海默病或轻度认知损害的人进行了两年的最新跟踪研究中，宋等人（Song et al.，2013）指出，某些人的认知功能出现好转，同时，其脑损伤情况也有改善，这反映出了大脑老化与认知衰退之间的动态性。

阿尔茨海默病也并非完全与大脑的某个特定变化相关。一方面，按照传统的诊断标准，大脑的受损情况因人而异，损伤不一定在颞叶区域（包括海马体）（参见Wolk et al.，2010）。另一方面，当我们检查生前被诊断患有阿尔茨海默病的死者大脑时，会发现其中有许多非常规情况：并不仅限于被认为是阿尔茨海默病的典型情况（脑内老年斑沉积和神经原纤维缠结），也存在许多其他异常表征，例如各种血管病变、路易体痴呆等（Wharton et al.，2011）。

此外，所谓的正常衰老与阿尔茨海默病之间的界限也并不清晰。比如：

– 我们在一些未表现出明显认知障碍的老年人的大脑中观察到上述神经病理体征的概率很高，这些病理表征被认为是阿尔茨海默病的特征（参见Fotuhi et al.，2009；Dugger et al.，2014）。

– 研究表明，尽管从病理学角度看，某些患者已经患有程度较严重的阿尔茨海默病，但如果其海马体的体积更大、大脑的总体积更大，这些老年人仍可以保持较高的智力水平（Erten-

Lyons et al., 2009)。

– 在被诊断患有阿尔茨海默病的人中观察到的大量认知障碍与所谓的正常衰老中遇到的认知障碍具有相同的性质，只是前者更多而已（Walters，2010）。

– 正常衰老的过程中也会伴随出现大脑特定区域内的变化，只是在被诊断患有阿尔茨海默病的人群中，该变化更为明显（Fjell et al.，2014）。

总而言之，无论是在正常老年人、患有轻度认知损害的老年人，还是患有阿尔茨海默病的老年人中，由于认知障碍和脑部变化程度差异性很大（Mungas et al.，2010），因而无法精确定义正常和异常之间的界限。

其实，许多研究都指出，通过轻度认知损害诊断来预测阿尔茨海默病或其他类型痴呆症的有效性都较低（Stephan et al.，2010）。事实上，被诊断患有轻度认知损害的人后来的主要发展方向（通过定义和年龄跟踪检查）不是痴呆症（即使是时隔10年；Mitchell & Shiri-Feshki，2009），而是处于稳定水平、恢复到正常或其他无法分类的变化（Matthews et al.，2008）。

对老年人认知功能的纵向研究也表明，许多未被诊断出患有轻度认知损害的老年人仍会发展为痴呆症（Mitchell & Shiri-Feshki，2009）。因此，轻度认知损害的存在既不是痴呆症的必要条件也不是充分条件。最后，应该注意的是，用认知测试来判断是否患有轻度认知损害，可能会导致频繁的误诊。让我们一起回忆一下，要判断是否患有轻度认知损害，测试者的认知测试分数必须比年龄和受教育程度相同的人的平均成绩低1或1.5个标准差。但是，我们经常观察到正常人在认知测试时表现很差，尤其是在参加多次测试的情况下（Brooks et al.，2008）。这种表现差异的根本原因很多：测量错误、某些领域存在已有认知弱项、动机摇摆不定、疲劳、注意力不集中、焦虑、担忧（以及试图克服担忧）、压力、沮丧、反复思考、睡眠障碍、对与年龄有关的认知功能的负面看法和成见等。有意思的是，韦斯顿等人（Weston et al.，2010）证实，在689名被诊断为轻度认知损害的人中，有20.8%的人正在服用对认知功能（记忆、注意力等）具有负面影响的药物：镇静剂、巴比妥类药物、肌肉松弛剂、苯二氮䓬类药物、解痉药、尿失禁治疗药物等。

大量数据也质疑了以脑脊液分析和神经影像技术中的生物标志物作为诊断依据的有效性。前文提到过，这些技术具体包括检测淀粉样物质沉积和高水平Tau蛋白，以及检测阿尔茨海默病"特征"的大脑区域发现损伤（萎缩和代谢减退）。生物标志物呈阳性（淀粉样蛋白呈阳性、脑脊液Tau蛋白水平高和特征区域脑损伤迹象）的人被认为患有"经证实的阿尔茨海默病"，而与此同时，也有无症状（无认知问题）却检测出阳性生物标志物的人可能患有"临床前阿尔茨海默病"（请参阅第1章第1.1.3节）。

首先，应该指出的是，80岁以上的人群中，约有65%的人淀粉样蛋白呈阳性（影像显示），那么由此可以被诊断为患有阿尔茨海默病或临床前阿尔茨海默病。此外，在85岁以上的人群中，无论是否患有痴呆症，阿尔茨海默病类型病症（脑内老年斑沉积和神经原纤维缠结）普遍呈现相似性（Mattsson et al.，2012）。还应记住，就神经病理学而言，大多数被诊断患有阿尔茨海默病的老年人，除出现脑内老年斑（淀粉样斑块）和神经原纤维缠结病症外，还呈现其他类型的神经病理变化，尤其是各种类型的血管损伤（Wharton et al.，2011）。所以，在此状态下的"阿尔茨海默病"很有可能涉及了各种不同的机制。史蒂芬等人（Stephan et al.，2012）研究了社区中去世时无痴呆症的老年人的神经病理学特征（脑内老年斑沉积和神经原纤维缠结、大脑皮质和海马体萎缩、血管损伤），并将这群老年人（基于简易精神状态测试）按不同水平的认知能力分为三种：无认知障碍、轻微认知障碍和中度认知障碍。这项研究首先证明，在没有痴呆症的情况下，三组中的大多数人（包括那些没有认知障碍的人）都存在各种神经病理学特征。作者还观察到，患有轻度认知损害的老年人血管损伤（包括腔隙状态和小血管病）的风险增加，

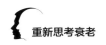

但没出现所谓的阿尔茨海默病病理特征（脑内老年斑沉积和神经原纤维缠结）。此外，他们发现更严重的认知问题（中度认知障碍）与更普遍的神经病理疾病有关，包括脑内老年斑沉积和神经原纤维缠结、大脑皮质和海马体萎缩，以及血管损伤（小血管病、腔隙状态和梗塞）。这些结果表明多种神经病理疾病在老年人群中普遍存在，包括没有患上痴呆症的老年人。

诺普曼等人（Knopman et al., 2013）更直接地质疑了临床前阿尔茨海默病的诊断标准。他们将认知功能正常（无症状）但淀粉样蛋白呈阳性和有神经元损伤迹象的老年人（被认为有临床前阿尔茨海默病）和无症状但有神经元损伤且无淀粉样蛋白阳性病症的老年人（被认为有非阿尔茨海默病症或疑似非阿尔茨海默病病症）做了对比。鉴于"临床前阿尔茨海默病"组中的人必须具有特定特征，同时鉴于最常见的非阿尔茨海默病病理生理学过程是脑血管疾病和 α –突触核蛋白病（α –突触核蛋白沉积会形成路易小体），他们预计观察两组之间会存在差异，特别是在这两个病理生理维度（血管损伤和 α –突触核蛋白病）的测量结果上。然而，事实上，疑似非阿尔茨海默病组的人与临床前阿尔茨海默病组的人在神经影像方面的生物标志物测量（海马体的体积、本该显示阿尔茨海默病标记区域的脑代谢、大脑皮质的体积和所有皮质区域的葡萄糖代谢），脑血管损伤的脑部标志物，血管疾病风险因素（吸烟、糖尿病和高血压）以及 α-突触核蛋白病的脑和临床特征等方面没有发现任何差异。换句话说，临床前阿尔茨海默病似乎没有特定的模式（神经病理学和危险因素）。正如切特拉（Chételat，2013）所指出的，这些结果与淀粉样蛋白沉积引发阿尔茨海默病病理过程的序列（级联）模式相矛盾。从根本上说，切特拉认为我们正在进入一个新时代，将阿尔茨海默病看作一种具有独特和特定病理学路径特征的疾病的统一概念逐渐被一种更复杂的观点所取代。该观点将阿尔茨海默病看作一种多因素的病症，以部分独立的病理过程为基础，在各种不同顺序的组织中和各种常见和特定的风险因素的影响下相互作用。由此，切特拉思考在Tau蛋白和淀粉样蛋白病理以外，还存在其他病理机制，尤其是血管损伤、神经炎症、神经元活动/连接性异常等。

卡斯泰拉尼和佩里（Castellani & Perry，2012；另见Drachman，2014）则更为直接地质疑了阿尔茨海默病的主流观点：淀粉样蛋白级联或Tau蛋白过度磷酸化是阿尔茨海默病的病因——由此导致的脑内老年斑沉积和神经原纤维缠结被认为对大脑有害。卡斯泰拉尼和佩里指出，科学界被这些神经病理变化观点所吸引，毫不犹豫地相信这些变化就是阿尔茨海默病的病因。这样一来，研究人员就会混淆了因果。考虑到在完全治愈该疾病方面尚无进展，且缺乏有关这些神经病理变化在因果性质和异质性方面令人信服的数据，卡斯泰拉尼和佩里建议研究人员和临床医生认真看待这一假说。根据该假说，这些神经病理变化构成了大脑的自适应机制或者说是保护性反应，以应对某些大脑损伤。在这种情况下，尝试干预这些神经病理变化（例如，试图使其消失）可能会加速神经退行性疾病进程。

德拉托雷（De la Torre，2011）从众多文献中得出结论：迄今为止，尚无令人信服的阿尔茨海默病病因的解释。多种解释共存，使用了非常不同的病理机制（淀粉样蛋白级联假说、胆碱能假说、细胞周期假说、炎症假说、氧化应激假说、Tau蛋白过度磷酸化假说、血管损伤假说），但没有任何一种假说拥有令人信服的经验数据支持。

最后，目前还没有一种药物能够真正改善被诊断患有阿尔茨海默病的人的自理能力和生活质量，或者能抑制这种疾病的发展（Cooper et al.，2013）。索娜等人（Sona et al.，2012）的18个月随访调查显示，对于被诊断患有阿尔茨海默病的人长期服用胆碱酯酶抑制剂与认知功能快速下降的风险上升相关，应该补充的是，胆碱酯酶抑制剂还会带来其他副作用，特别是增加心动过缓、晕厥、髋部骨折以及需要心脏起搏器情况概率（Schneider，2012）。前文提到过，特里科等人（Tricco et al.，

2013）系统的回顾和分析显示了胆碱酯酶抑制剂和美金刚不能改善轻度认知损害"患者"的认知能力和功能。同样，多项研究表明抗抑郁药对痴呆症患者无效，抗精神病药对痴呆症患者效果甚微。这些研究也证实这两种药物（经常作为处方开给患者，尤其是在长期照护机构里，请参阅第4章第9节）诱发的副作用可能非常严重（Nelson & Devanand，2011；Banerjee et al.，2011；Sink et al.，2005）。

所有这些观察结果都在促使我们转变观念：有必要摆脱将阿尔茨海默病视作一种特定疾病的过时观念，将这种所谓疾病的各种表征重新融入大脑老化与认知衰退这一更广泛的框架，结合它或多或少有问题的表达方式与各个年龄段的众多干预因素（我们将在下一节中介绍）的影响。这种观念的改变似乎还适用于除阿尔茨海默病以外的其他类型的痴呆症，它们的表征与相关的机制也存在异质性（参见Van der Linden & Juillerat Van der Linden，2014）。例如，路易体痴呆的部分病变与阿尔茨海默病和帕金森病一致，所以路易体痴呆的神经病理定义被认为是不确定且模糊的。此外，它的诊断标准相对不明确，在临床上的诊断准确性不是很高（Huang & Halliday，2013）。根据德·拉萨耶特等人（de la Sayette et al.，2012）的说法，它可能更应该是一种临床综合征而不是"神经病理学诊断"。额颞叶痴呆也是一样，研究发现它的表征和病理具有异质性，且与其他临床综合征有重合（Josephs et al.，2011）。而且，有数据显示，还有各种风险因素可能导致额颞叶痴呆，例如头部外伤史（Kalkonde et al.，2012）。

2.2 多种伴随终生的影响因素

越来越多的数据表明，老年人不同程度的认知障碍是多种不同因素作用的结果。这些因素的影响可以在不同年龄段体现出来。在以下各节中，我们将选择其中一些因素详细描述，同时结合其相关的研究具体说明。

2.2.1 体力活动

大量研究表明，体力活动对老年人的认知功能有益。因此，米德尔顿等人（Middleton et al.，2010）在对9 554名65岁及以上女性的研究中，探讨了不同年龄段（青春期、30岁、50岁和学习期间）的体力活动参与（自述形式）和认知状态（通过MMSE测试评估）之间的关系。结果显示，MMSE测试分数与各个年龄段的体力活动程度相关，但青春期最为明显，青春期进行大量体力活动的女性在老年时期出现认知障碍的概率可以减少50%。但是，青春期缺乏体力活动的女性，后来进行较多体力活动时，也有所受益。这一研究考虑到了受教育程度、婚姻状况、各种血管疾病风险因素和是否存在抑郁或帕金森氏体征的因素，所以，这些结果具有一定意义。

常等人（Chang et al.，2010）则研究了50岁左右人群体力活动对认知功能以及患痴呆症的影响。他们分析了雷克雅未克一项大型纵向研究中4 945名参与者的数据。研究评估了在人们50岁左右时是否定期进行体力活动（运动或锻炼）：68.8%的人未进行过体力活动，26.5%的人每周体力活动小于或等于5小时，4.5%的人每周体力活动超过5小时。大约26年后，参与者（平均年龄76岁）接受了对其认知功能的详细评估。对50岁左右人群的评估还包括了可能影响体育锻炼与认知功能（或痴呆症的发生）之间关系的一系列因素：进行体育锻炼评估时的年龄、性别、受教育程度、胆固醇水平、血压、是否吸烟和体重指数。结果表明，与50岁左右没有定期体力活动的人相比，其他两组参与者（每周体力活动小于等于5小时和大于5小时）处理事件速度更快，且拥有更好的情节记忆能力和执行能力。这已经考虑了不同社会人口统计学和健康因素的可能影响。此外，50岁左右时，每周体力活动小于等于5小时的人群患痴呆症的可能性大大降低。每周体力活动超过5小时的人患痴呆症的风险也较低，但其数据关联性并不明显，而且也应该指出，这一组的统计人数相对较少。这项研究证明了在50多岁进行体力活动可以帮助优化（不同领域的）认知功能，并降低患痴呆症的风险。

很多研究已经证明体力活动对老年人的认知功能有积极作用，但是这些研究中的大部分都具有局限性，原因是这些研究采用自我评估问卷的形式对体力活动进行评估，这可能会导致信息收集方面的各类偏差。此外，这项研究没有探索不属于特定体育锻炼的低强度体力活动的作用。从这个角度出发，布克曼等人（Buchman et al.，2012）检验了以下假设：每天体力活动总量（包括与特定体育锻炼相关与不相关的）与认知能力下降和患阿尔茨海默病的风险有关。在首次评估（基线）期间，运用体动记录技术（将便携式设备固定在主要运动手的手腕上来长时间记录运动情况）在一天24小时内（最多10天）连续测量身体活动。研究的参与者为716位未患痴呆症的老年人，平均年龄是81.6岁。随后，每年对参与者进行随访，平均持续了约3.5年。随访期间的临床检查，包括一系列对不同认知功能的评估测试，由此建立综合认知评分。临床检查和认知评估的结果用于确定根据传统标准诊断阿尔茨海默病是否出现。此外，随访期间还向参与者询问他们是否参与了特定的体力活动（当作身体锻炼的步行、园艺、瑞典体操或一般体育锻炼、骑自行车、游泳或水上运动，以每周运动的小时数来计分）、社交活动（过去一年中参与的频率，6种类型的社交活动）和认知刺激活动（过去一年中参与的频率，7种类型的认知刺激活动）。

　　分析表明，每天体力活动总量较低（10%）的人被诊断出阿尔茨海默病的可能性是每天体力活动总量较高（90%）的人的2.3倍。这一关联性确定的前提是控制了自我评估中参与特定体力活动、社交活动和认知刺激活动的影响，以及考虑了运动机能、抑郁症状、血管问题、体重指数和载脂蛋白基因分型的当前状态。此外，为了确保结果不受误诊影响（即切断认知功能一致性的阿尔茨海默病诊断），相关研究对每天的体力活动总量与认知功能下降之间的关联性进行了分析（使用综合认知评分）。结果同样表明，体力活动总量与认知能力下降的速率显著相关。由于较低的认知功能可能导致体力活动总量的减少，布克曼等人还研究了在体动记录技术测量之前所观察到的认知能力下降的速率与基线评估期间进行的体力活动总量的相关程度，结果是没有观察到任何关联。同样，在基线时评估的认知功能，不能预测随后的日常体育活动总量会下降。每天体力活动总量大（通过体动记录技术客观评估）的人患阿尔茨海默病的风险较低，更普遍的是他们出现认知能力衰退的概率也较低。在控制了体力活动、社会活动和认

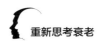

知刺激的影响之后，这一关联性仍然存在。这表明体力活动总量涵盖了传统问卷评估未能评测的体力活动（传统问卷评估一般只与某项体育锻炼有关）。这些结果尤其表明，因健康问题无法进行特定体育锻炼的老年人也可以通过更积极的生活方式获益。在这种更积极的生活方式中，他们可以增加不属于某项特定体育锻炼的体力活动（例如洗碗、做手工、使用轮椅等）。当然，也可以通过精确地控制日常体力活动的强度（通过体动记录技术进行评估）来确认最适合自己的活动类型。

2.2.2　受教育水平

多项纵向研究表明，一生中受教育水平较高（受教育时间更长）的人出现大脑老化和认知衰退（痴呆症；参见Meng & D'Arcy，2012）的风险较低。受教育程度与社会经济地位、更健康有益的生活方式有关，也可能与更少地接触环境毒素有关。所有这些因素都被证明可以减少患痴呆症的风险。另一个有关大脑/认知储备的假设是：受教育程度更高的人，可以弥补病理性神经损伤，换句话说，相比受教育程度低的人，受教育程度越高的人要表现出痴呆症症状，需要出现更严重的病理性神经损伤。但是，关于受教育水平和痴呆症风险与病理性神经损伤严重程度之间关系，也存在着与上述假设相矛盾的数据。

从这个角度出发，欧洲流行病学临床病理学研究数据库成员单位（EclipSE Collaborative Members，2010）进行的研究结合了3项老年人的尸体解剖数据，以探究3个假设：①受教育水平是否可以防止大脑中病变的累积；②受教育水平是否有可能弥补病理性认知缺陷；③这种补偿是否会随病变的严重程度而变化。这3项研究在1985—1991年开展，研究使用的大脑由872个老年人捐献（其中56%的人在死前被诊断患有痴呆症）。受教育时长在首次评估时被记录下来。临床痴呆症（以及其他健康问题）是通过定期的随访访谈（间隔时间为1至7年）辅以与亲戚的回顾性访谈和死亡证明中包含的补充数据等确定的。这3项研究均按照美国阿尔茨海默病联合登记协作组织（CERAD，Consortium to Establish a Registry for Alzheimer's Disease）规程，检查了神经病理学数据（海马体和新皮质老年斑、弥漫性斑块、神经原纤维缠结、大脑淀粉样血管病、萎缩、动脉粥样硬化、腔隙、梗塞、出血、白质异常、Braak分期和大脑重量）。根据不同的神经病理学变量确定了不同的严重程度。

总体来说，结果表明，受教育时间更长可以减少患痴呆症的风险。而受教育水平与神经退行性疾病和血管病变的严重程度之间未发现任何关系。此外，受教育时间更长虽然可以减少患临床痴呆症的风险，但很大程度上与脑部疾病的严重程度无

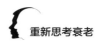

关。换句话说，对于任何特定水平的脑部疾病，受教育时间长的老年人均表现出较低的患痴呆症的风险。这项研究表明，受教育水平较高并不能防止神经退行性疾病或血管病变，这些病变仍能在人死后的尸体中观察到，但高教育水平似乎减弱了其死亡前痴呆症的临床表现程度。总体而言，这些数据印证了大脑/认知储备的假设（Stern，2002）。根据该假设，受教育程度越高的人（也包括从事要求严格的工作或有刺激认知活动的人）对于大脑病变的弥补性越高。但是请注意，我们对这种弥补作用的确切机制（大脑和/或认知）仍然知之甚少，这种大脑/认知储备的概念也受到过批评，尤其是因为它是神经科学还原论的产物（Vion–Dury，2012；请参阅第1章第4节）。

无论如何，投资教育似乎至关重要。这不仅是为了教育公平，也是为了防止大脑老化和认知衰退。

2.2.3 不利的社会经济地位和童年

许多研究发现，老年人的社会经济状况和社会脆弱性与老年人的认知功能差或认知能力下降有关。安德鲁和罗克伍德（Andrew & Rockwood，2010）对社区内2 468名70岁及以上老年人进行了5年的追踪调研。他们使用了包含40个社会变量的社会脆弱性指数（涉及以下领域：社会经济状况、语言技能、生活状况、社会支持、参与休闲活动和良好的社会关系）。该项研究对40个社会变量逐一评测，根据在相关变量上是否存在问题给出1或0分。在一些分析中，按分数高低区分出社会脆弱性高、中、低等3种类别。认知功能则使用修订版的简易精神状态检查量表（3MS）评估。该评估将认知功能分为不同方面（记忆、执行功能、注意力、语言、方向），从0到100评分。临床上，认知能力显著下降的定义是改进版简易精神状况检查3MS中减分达5分及5分以上。在控制了首次评估时的年龄、性别、身体和功能的脆弱性（通过类似于社会脆弱性测试的评估指标）和3MS得分等影响后，分析结果表明，每多一个社交问题，认知能力下降的风险便增加3%。此外，与社会脆弱性较低的人相比，社会脆弱性较高的人认知能力下降的风险增加了36%。

斯卡祖夫卡等人（Scazufca et al.，2011）还研究了圣保罗的老年人群一生中各种社会经济地位指标与痴呆症之间的关联，并试图找出其中的因果关系。巴西是老年人口激增的中等收入国家之一。巴西目前的老年人群，经历了非常明显的社会经济变化，即国家从农村农业社会转变成多样化城市社会。因此，大多数60岁以上的人出生在农村地区，现在居住在城市。1950年至1955年出生的人的预期寿命为51岁，而2000年至2005年出生的人的预期寿命攀升到71岁。而在20世纪上半叶，该国

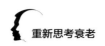

大部分地区尤其是农村地区的人群出现营养不良现象。现在居住在城市的许多老年人不仅经历了婴儿死亡率高的年代，而且他们一生都社会经济地位低下，几乎或根本没有受过教育，职业技能较低，收入较少。与较富裕的人相比，他们的健康状况较差，身体机能较差，且较少有机会获得医疗保障。因此，这类人群对研究早期社会经济缺陷与痴呆症风险之间的关系非常重要。

斯卡祖夫卡等人从圣保罗市人类发展指数最低且贫民窟众多的地区招募了2 005名参与者进行研究。这些人年龄在65岁及以上（平均年龄72.2岁）：66.8%的人出生在农村，32.8%的人是文盲。在参与者亲人的帮助下，评估在家中进行。评估共测量和记录了每个参与者的心理功能（包括认知能力），儿童时期和成年期的社会经济地位（儿童时期的评估因素主要是读写能力、出生地，成人时期则是最高职务、当前个人收入），作为子宫内环境和婴儿环境标志的相关人体测量学指标（头围、腿长），以及有关吸烟、糖尿病和高血压的信息。此外，评估还建立了生活中不利的社会经济因素的总体指数（基于以下6个因素：读写能力、出生地、最高职务、当前个人收入、头围、腿长）。痴呆症的识别，则根据先前经过验证的程序进行，包括认知评估、结构化访谈、结构化神经评估以及日常生活机能、总体健康和认知能力下降的评估。

研究再结合年龄和性别进行分析，结果表明，儿童时期和成年后所有社会经济地位指标以及身体生长指标均与痴呆症的患病风险增加成正相关。此外，不利的社会经济地位与痴呆之间的关联是累积性的：患痴呆的风险会随着不利因素的积累而增加。受到5或6个不利因素影响的老年人患痴呆症的可能性至少高出常人7倍。此外，儿童时期不利的社会经济地位与痴呆症之间也有因果关系，因为儿童时期不利的社会经济地位较大可能会导致成年后不利的社会经济地位。因此，出生在农村地区加上父母不利的社会经济地位是导致文盲的主要原因。文盲又将导致职业技能较低、收入较少，可能还会导致难以拥有休闲活动的机会。研究还发现，在儿童时期和成人时期，头围和腿长（这与社会经济因素无关）与患痴呆症风险之间也存在关联：这一发现也符合大脑早期发育受限将导致认知功能较差的结论，认知功能一旦形成，就很难改变。但是，这项研究有一定的局限性，特别是其跨领域的性质以及某些关联的统计能力有限。

在另一项从纵向角度进行的研究中，艾尔·哈祖里等人（Al Hazzouri et al., 2011）对一群墨西哥裔美国老年人进行了跟踪调查，分析其一生中社会经济地位的变化与患痴呆症和无痴呆认

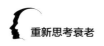

知障碍的风险之间的关系。1 789名参与者均为墨西哥裔，居住在加利福尼亚州的萨克拉门托山谷。建立基线时（1998—1999年），他们的年龄在60岁至101岁之间。临床数据通过到家访谈的形式收集，每12到15个月一次，共进行了7次。研究对象报告了他们的健康状况以及与生活方式相关的社会人口风险因素。基线期间患上痴呆症的人被排除在研究之外；剩余1 634人平均被追踪访谈了6.3年。患痴呆症和无痴呆认知障碍的诊断是根据常规标准并采用多步骤程序（包括神经心理学测试）确定的。该分析将患有痴呆症和无痴呆认知障碍的人分成两组。

社会经济地位测量在生命的3个阶段进行：儿童期、成年早期和中年期。儿童期的社会经济地位涉及父母的受教育程度和职业、成长期间食物匮乏程度以及兄弟姐妹的死亡率。成年早期和中年期的社会经济地位测量标准则分别是受教育程度和职业。基于这些信息，研究创建了社会经济地位的4个分级：①在生命的所有阶段中社会经济地位均较低；②下降趋势的轨迹；③上升趋势的轨迹，但受教育水平低（低于小学学历）；④在生命的3个阶段拥有较好的社会经济地位或上升趋势的轨迹，另外受教育水平较高（小学或更高学历）。

结果显示，与一生的社会经济地位均较低的人相比，一生中维持较高社会经济地位的人，或轨迹呈上升趋势且受教育程度较高的人，其患痴呆症或无痴呆认知障碍的风险要低51%。此外，同样与一生的社会经济地位均较差的人相比，轨迹呈上升趋势但受教育水平较低的人以及轨迹呈下降趋势的人，其患痴呆症或无痴呆认知障碍的风险接近。最后，越多不利的社会经济因素，患痴呆症或无障碍认知障碍的风险越大：不利的社会经济因素的累积分数每增加一个单位，风险就会增加16%。

因此，这些数据证实了社会经济地位对患痴呆症或无痴呆认知障碍风险的影响（在控制了各种可能的混杂风险因素后，尤其是糖尿病和发生卒中的情况，该影响仍然成立）。数据还显示，受教育水平在社会经济地位轨迹与患痴呆症或无痴呆认知障碍风险之间的联系中起着重要作用。

我们对社会经济地位低和痴呆症之间关系的潜在机制仍知之甚少。有人认为，贫困是巨大的压力源，尤其是通过下丘脑-垂体-肾上腺轴（或压力激素轴）的影响，糖皮质激素的暴露，导致海马体和杏仁核的体积减少（Butterworth et al., 2011；见第2章第2.5节）。但是，社会经济地位和痴呆症之间的关系，除了受教育水平，很可能涉及其他因素，尤其是参与认知刺激活动、压力更大的职业、对工作的控制能力较低、饮食不均衡等。

无论如何，上述各种研究表明，致力于另一种新型社会也是改善大脑老化与认知衰退的方式。

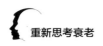

2.2.4 认知刺激活动

有许多研究表明，成年后进行认知（智力）刺激活动与老年人认知能力下降和痴呆风险降低成正相关，是对受教育水平较低老年人的较差认知功能的风险补偿（Soubelet，2011）。但是，大多数研究都发现这些认知刺激活动对随后的认知能力下降的影响仅仅存在于较短的时间内（通常不到10年）。因此，很难确定之前参与的认知刺激活动在何种程度上对认知能力下降起到了补偿作用，或已经存在的认知能力下降是否导致了这些活动参与程度的减少（反向因果关系）。

于是卡尔霍特等人（Kåreholt et al.，2010）研究了首次评估参与的休闲活动与20年后再评估的认知功能之间的关系。该研究从瑞典人口中随机抽取了1 643名年龄在46至75岁之间的人。对休闲活动的评估在1968年或1981年进行。评估内容如下：参与公民政治活动（质疑当局的决定、在会议上发表公开演讲、在过去一年中向报社寄信件或投稿，或者参加示威游行活动）；组织内活动（工会、政党、体育俱乐部、宗教集会或其他组织的活跃成员）；精神认知活动（看书、演奏乐器、唱歌、拥有爱好）；社会文化活动（去电影院或剧院、参加学习研讨圈）；社交活动（拜访或接待亲朋好友）；体育活动（参加体育运动、园艺、跳舞）。认知功能则在1992年、2002年或2004年进行评估（采用简易精神状态检查量表的项目）。同时也考虑了以下变量的影响：年龄，性别，随访时间，行动不便，心理困扰症状（抑郁、心理问题、睡眠问题、神经问题），职业状况（在职或无业），受教育时间，（参与者及其父母的）社会经济地位，收入，吸烟和饮酒情况。

结果显示，认知情况与之前参与的公民政治、心理认知和社会文化活动（包括男性和女性）以及体育活动（仅女性）之间存在显著关联。从事这些活动的时间平均为23年前。这一关联在控制各种受教育、社会经济地位和健康水平指标的影响后仍然有效。

探索该问题的大多数纵向研究的局限性在于，每个人只接受两次或三次评估，这大大降低了在认知刺激活动和认知功能中检测年龄时序变化的可能性。威尔逊等人（Wilson et al.，2012b）专门对1 076名首次评估（基线）时平均年龄为80.4岁且无痴呆症的参试人员进行了研究。这些人平均接受5.9次评估，每年1次。在每次年度评估中，要求他们对过去一年中7项活动的参与程度进行评分，评分从1级（一年一次或更少）到5级（每天或几乎每天）共5个等级。评估所选择的活动涉及治疗和收集信息，参与者可以毫无困难地参与这些活动，包括阅读报纸、写信、去图书馆和玩象棋或跳棋等游戏。在各个项目的基础上，根据参与认知刺激活动的频率，计算综合评分。每年使用19种认知测试来评估认知功能。这些认知测试具体评估情节记忆、语义记忆、工作记忆、感知速度和视觉空间能力。由于所有测试均呈正相关，最初的分析直接使用整体认知的综合测量。随后的分析，则使用情景记忆、语义记忆、工作记忆和感知速度的分项综合测量。

结果表明，在观察期（平均4.9年）内，参与认知刺激活动和认知功能均有所下降，下降的速率呈中等相关性。另外，某一年的认知刺激活动水平较高，预示了来年的总体认知功能水平较高。而整体认知功能的水平并不能预示随后参与认知刺激活动的水平高低。同样地，在精神刺激活动和情节语义记忆之间也发现了相同的单向关联。

总体来说，这些结果支持以下解释：参与认知刺激活动确实会影响随后的认知功能，两者之间并非反向相关（反向因果关系），即认知功能下降导致认知刺激活动参与程度降低。但是，参与认知刺激活动与工作记忆表现之间的关联是双向的：参与认知刺激活动的水平越高，预示着后续工作记忆表现就越好；工作记忆方面更好的表现也预示着随后认知刺激活动的参与程度更高。应该注意的是，感知速度和随后参与认知刺激活动之间的关联性接近统计显著水平。因此，这项研究的结果证实，老年人更频繁地参与认知刺激活动会使得后续认知功能具有更高水平。此外，研究也表明，较少参与认知刺激活动可能是某些认知方面能力下降的结果（尤其是在工作记忆方面并且可能倾向于感知速度方面，但在情节和语义记忆方面并没有）。

但是还存在如何衡量刺激活动参与度的问题。大多数研究已经评估了人们参与这些活动的频率或持续时间。可是，正如卡尔森等人（Carlson et al.，2011）指出的那样，参加活动受到空闲时间的限制，频繁参加一项活动，必然会限制参加其他活动的时间。在这种情况下，卡尔森等人检验了以下假设：从事各种刺激性活动的人可能会在认知方面受益，因为他们面临了更丰富、更复杂的环境，且使用了多种技能，包括计划一项活动的组织技能并灵活地从一项活动转移到另一项活动。

这些研究人员在平均9.5年中对379名女性进行了随访，她们平均年龄为74岁，受教育程度高。在首次评估时，她们均无痴呆症和更广义上的认知障碍问题。随访包括5次访问，通常相隔18个月。参与者接受了生活方式相关的活动问卷调查，该调查重点放在了第2次访问期间。她们被要求对上一年中的20项刺激活动，以6级计分量表（0 = "从不或少于每月一次"；5 = "每天"）进行逐项评分。基于心理学家专家组的分析，这20项活动

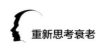

被分为3个子项组：弱、中和高度刺激/要求活动。参与活动总数的度量按照每月一次或一次以上为一档，范围从0到20。认知功能的评估包括简易精神状态检查以及其他专门评估不同认知功能的测试。

结果表明，参与活动的频率和参与高度刺激/要求活动的频率只有在简易精神状态检查中才能预测认知障碍风险。但是，在控制了年龄、性别、种族和慢性病的数量这些因素之后，这些影响不再显著。此外，在控制了前面提到的因素的可能影响以及参加活动的总频率之后，分析表明，总体活动的多样性构成了对情节记忆障碍（即时或延缓回忆一系列词语）风险和对简易精神状态检查的重要保护性因素。更具体地说，每月进行一项额外活动会使即时回忆障碍的发生减少9%，延缓回忆障碍的发生减少8%，简易精神状态检查出发病风险减少11%。

作为结论，这项研究表明，相比于参与频率或参与活动所要求的水平而言，老年人参与活动的多样性对认知功能的影响更大。该研究的局限性在于可能存在反向因果关系。有些人可能正是由于认知能力、身体、医学或社会心理方面的限制，而无法进行某项活动。他们相较自身机能或环境更好的人来讲，本就没有机会参加足够多样的活动。然而，应该指出的是，作者们调研的对象是具有较高认知功能和身体机能的人。在基线时就已经剔除了具有认知障碍的人，并控制了与健康因素相关的可能影响。

2.2.5　心理压力和心理困扰

多项研究已经建立了心理压力与痴呆症之间的联系。约翰逊等人（Johansson et al.，2010）对具有代表性的 1 462 名年龄在38至60岁的女性样本进行了研究。在35年内共进行了5次评估。结果显示，在控制了一系列生活方式上可能存在的混杂因素之后，在中年时期经常或持续承受压力的女性患老年痴呆症的风险更高。约翰逊等人（Johansson et al.，2013）最近的一项研究证实了压力与患痴呆症之间的联系。该研究对800名女性进行了历时38年的追踪调研（第一次是1968年，当时这些女性处于40至50岁，然后分别在1974年、1980年、1992年、2000年和2005年再次检查）。在首次评估期间，共对18种心理社会性应激源进行了评估，例如离婚、丧偶、职业问题、亲人疾病等。此外，每次检查都对是否存在心理困扰症状进行了评估。结果表明，在中年时期发现的心理社会性应激源的数量与痴呆症（包括阿尔茨海默病）的发作呈显著相关。这一关联在控制了一系列（社会人口统计学、医学和与生活方式有关的）混杂因素影响后仍旧成

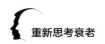

立。此外，尽管应激源的数量与心理困扰之间存在一定关系，但这两个因素与阿尔茨海默病发病之间的关系是相互独立的。这一最新结果表明，即使一些人没有经历（或没有报告）与应激源有关的心理困扰，这些人的心理社会性应激源与阿尔茨海默病之间也存在关联。

在这种情况下，鲁斯等人（Russ et al., 2011）以在英格兰居家生活的人为基础，对大量代表性样本（73 071人）进行研究，以检验心理困扰对患痴呆症风险的作用。在1994年至2004年之间，他们招募了年龄从35至102岁的参与者，进行了大规模的健康调查。研究通过问卷调查的方法对焦虑、抑郁、社交障碍和信心丧失等几方面进行评估，从而评估心理困扰的情况。是否患有痴呆症，则是通过查验死亡证明确定，该证明中的诊断标准采用的是痴呆症诊断的传统标准。随访工作一直进行到参与者死亡或直到2008年2月。结果表明，高度的心理困扰与患痴呆症的风险增加之间存在显著关联。这一关联在控制了一系列（社会人口统计学、医学和与生活方式有关的）混杂因素影响后仍旧成立。结果还表明，随着心理困扰的程度增加，患痴呆症的风险也逐渐增加。此外，如果将心理困扰评估后5年内死亡且死亡时被诊断患有痴呆症的人员从分析中剔除，该关联仍旧存在，即证明反向因果关系假设不成立。这里的反向因果关系指心理困扰的增加是患痴呆症的结果。

还有一些研究把重点放在重大压力事件的作用。亚夫等人（Yaffe et al.，2010）观察到来自美国的181 093名退伍军人中，患有创伤后应激障碍的人患痴呆症的可能性是未患有创伤后应激障碍的人的两倍。在控制了两组参与者不同人口因素（教育、种族、收入）和医学精神病症方面的各类可能的差异后，这一关联仍旧成立。此外，诺顿等人（Norton et al.，2011）指出，在控制了年龄、性别、教育、载脂蛋白基因型和社会经济地位影响之后，他们发现在青春期经历母亲死亡的参与者患阿尔茨海默病的风险较高（两倍以上）。在生命的前5年经历父亲去世的参与者，患阿尔茨海默病的风险也会增加，但这一相关程度较弱。在最近一项工作中，拉沃娜-斯普林格等人（Ravona-Springer et al.，2012）证实了在童年或青春期经历父母死亡与随后患痴呆症风险之间存在联系。在这项研究中，他们在1965年调研了9 362名40岁及以上的男性，询问他们在父亲或母亲去世后是否经历了重大危机（由参与者主观定义）。研究按照父母去世时参与者的年龄将他们分成0至6岁、7至12岁、12至18岁或18岁以后4个类别。结果表明，在儿童或青少年时期母亲或父亲去世后经历危机与患痴呆症风险增加有关（评估在35年后进行）。在控制了年龄、出生国家、社会经济地位和焦虑程度（在中年时期评估）之

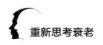

后，这种关联仍然存在。另外，无论在父亲或母亲去世后是否经历危机，参与者在心血管状况、吸烟或糖尿病患病率方面并没有差异。

研究还表明，高度神经质（一项以长期的负面情绪为特征的人格特质，与情境所呈现的客观威胁程度无关）与老年人大脑认知功能较弱、认知能力下降较快、患痴呆症风险增加有关联（Terracciano et al.，2014）。此外，威尔逊等人（Wilson et al.，2011）发现，在785名未患痴呆症的老年人中，神经质的两个组成部分（焦虑和对压力的脆弱性，或长期不知所措和无法适应的情绪）的程度较高，与更高的阿尔茨海默病风险和快速下降的整体认知功能有关。请注意，压力也已经用于解释抑郁症和患痴呆症风险之间的关系（即便这种关系还可能涉及其他机制）。许多研究表明，较早得抑郁症是患所有类型痴呆症和轻度认知损害的主要风险因素（Gao et al.，2013）。据估计，有10%～15%的阿尔茨海默病病例可归因于抑郁症，而抑郁症患病率降低25%可能使全世界范围内减少827 000例阿尔茨海默病病例，在美国减少173 000例（Barnes & Yaffe，2011）。

在过去的30年中，各种数据表明，工作控制不力（决策自主权低）、要求高（工作量过度）和工作上得到的社会支持不足的职业会引起心理压力，而心理压力可能导致健康问题（例如心血管疾病）。从这个角度出发，安德尔等人（Andel et al., 2012）检验了以下假设：对工作的控制不力、较低的社会支持和较大的工作压力会增加患痴呆症的风险。他们也考虑了工作的复杂性因素，因为通过增加认知投入可以促进认知储备，这似乎可以降低痴呆症的风险（Andel et al., 2005）。这项研究共有 10 106 人参加。参加人员平均年龄72.7岁，均居住在瑞典。痴呆症的确认分为两个阶段：第一阶段是初步考察，通过电话流程（电话认知筛选协议）进行；第二阶段是深入评估。工作压力指标针对人生中的主要工作，评估由参与者本人回答，如果参与者无法回答，则由亲属回答。工作上的要求指的是与工作负荷有关的因素（工作强度、忙碌的特性、极限负荷）。对工作的控制，则指的是使用其个人判断力，并维护其掌控能力和掌握工作能力的重要性。社会支持反映的是是否存在可以提供帮助或支持的（与同事和上级）社会互动。工作压力是通过工作要求与对工作的控制之间的关系来衡量的。一系列可能影响痴呆症发作的因素也已纳入考量：评估时的年龄，性别，受教育程度，血管疾病（高血压、心脏病、卒中），主要工作的复杂性和该行业的体力工作性质（比如工人）。

分析结果表明，对工作的控制较少和得到的社会支持较少分别与较高的痴呆症总体风险和较高的血管性痴呆症风险相

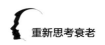

关。另外，工作压力（工作要求与对工作的控制之间的关系）与较高的血管性痴呆风险相关，尤其是在工作压力出现的同时得到的社会支持也较低的情况下。该分析分别针对男性和女性，职业复杂性高和低的人，体力劳动或非体力劳动者进行，结论均无显著改变。有趣的是，进一步的分析表明，体力劳动职业（工人的工作）与痴呆症风险（先前研究中已证明有关联）之间的关联可以用工作压力的影响来解释。就是说，与工作有关的压力使得体力劳动增加了患痴呆症的风险。应当指出，"工作要求"这个因素本身与患痴呆症的风险无关。而是某些高要求工作中涉及的认知投入可能导致两者之间缺乏关联度，至少认知投入部分抵消了与高要求工作相关的压力带来的负面影响。

因此，大量数据表明心理压力是大脑老化与认知衰退问题的重要风险因素之一。心理压力对患痴呆症的影响似乎可以出现在生命的不同阶段：童年、青春期、中年期和老年期。业界已经提出了多种该影响的生物学解释（参见Tortosa-Martinez & Clow，2012），尤其是心理压力对以下方面的影响：下丘脑-垂体-肾上腺轴的活动（会伴有应激激素或糖皮质激素产量的增加，并对海马体产生有害影响）、炎症过程（促炎性细胞因子的增加）、神经营养因子（压力对源自大脑的神经营养因子或脑源性神经营养因子的负面影响）、氧化应激、代谢应激（神经细胞能量的代谢）、血管稳态、胰岛素调节等。心理压力还与各种更普遍的与生活方式相关的影响有关，它们会使大脑老化与认知衰退的风险增加。这些影响包括睡眠障碍、不健康的饮食习惯、吸烟、酗酒与社会隔绝等。

由此，关于压力的解读促成了许多预防思路。在这一背景下，托尔托萨–马丁内兹（Tortosa-Martinez）和克劳（Clow）提出，体力活动有助于降低患痴呆症的风险和缩短病程，这源于体力活动对应激神经内分泌系统的作用。针对心理压力的预防策略，则应根据每个人的压力因素和调节他们对压力知觉的背景因素来量身定制。实际上，斯科特等人（Scott et al.，2011）证明了老年人的压力感受到了多种因素的影响（孤独、财务紧张、与邻里关系紧张、年龄歧视、生活中某些事件等），但同时，这些因素引起的压力知觉对于每个人都是不同的，并且受个人非常不同的背景因素以及其他个人因素影响。

最后，需要注意的是，很少有研究探讨压力与痴呆症之间关系的动态性质（双向关系）。的确，痴呆症也可能导致压力增加，反过来压力也会影响到衰老问题的进程。已经有研究表明，进入长期照护机构导致先前被诊断为痴呆症的人的认知功能加速下降，而受过高等教育的人的认知功能下降程度甚至更

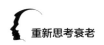

大（Wilson et al., 2007b）。同样，研究观察到，住院后老年人
的认知功能显著下降。该结论已经考虑了疾病的严重性和住院
之前的认知下降的影响（Wilson et al., 2012a）。这些转变带来
的压力可能在加速认知下降进程方面起了重要作用。其他应激
事件也可能加速痴呆症患者认知能力的下降。例如，古川等人
（Furukawa et al., 2012）发现，与没有在2011年3月在日本亲身
经历地震和海啸袭击的阿尔茨海默病患者相比，有过亲身经历
的患者的认知和行为问题出现明显恶化。

2.2.6　拥有人生目标

我们已经看到，不同的心理因素（例如，高度神经质、心理
压力和心理困扰）与患痴呆症的风险有关。博伊尔等人（Boyle
et al., 2010a）则探讨了另一个心理因素的作用，即拥有人生目
标，赋予生活意义。他们对芝加哥社区的951名老年人进行了
长达7年的随访。每年这些人会接受非常细致的评估（包括认
知），以确定其是否患有阿尔茨海默病或轻度认知损害。结果表
明，在评估"拥有人生目标并赋予生活意义"的量表中，得分低
的人患阿尔茨海默病的可能性比得分高的人要高2.4倍。在控制
了例如抑郁症状、神经质、社会网络和慢性病数量等因素的可
能影响后，这种关联仍然成立。在排除随访的前三年中患有阿

尔茨海默病的患者后，情况也是如此。最后，进一步的分析表明，拥有人生目标和让生活有意义也降低了患轻度认知损害的风险。

在芝加哥社区中进行的另一项研究中，博伊尔等人（Boyle et al.，2010b）对970名居住在养老院或其他类型的老年人住所中的未患痴呆症的老年人进行了长达8年的随访，以探究拥有人生目标与日常生活中残疾风险之间的联系。这些老年人每年都要接受深度评估（包括一般的认知功能测评）。关于残疾的测定，分别对基本日常活动（例如吃饭、穿衣等），工具性日常活动（例如打电话、做饭、花钱等）以及行走能力（例如上下楼梯、步行800米等）进行了评估。结果表明，找不到人生目标和无法赋予生活意义大大增加了残疾情况的出现。在控制了许多因素（例如整体认知功能、抑郁症状、神经质、社会网络、收入和疾病血管/风险因素）的可能影响之后，该结论依旧成立，十分稳定。

目前，我们仍不确定拥有人生目标和生活意义与减少大脑老化与认知衰退以及日常生活中的残疾之间存在什么关系。然而，有数据表明，这种心理因素是通过对免疫功能和血管健康的有益作用，进而减缓了衰老的风险。无论如何，这些数据表明，重要的是要采取措施促进老年人积极参与具有个人意义的教育、社交、家庭等活动。

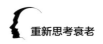

有趣的是，研究还表明，在中年期（四五十岁），与主要职业相关的高动机技能有助于降低后续患痴呆症或轻度认知损害的风险（Forstmeier et al., 2011）。这些动机技能通过综合评分进行评估，具体包含两个变量：目标定位（制定特定的目标和计划，以便在工作中进行优先顺序的安排、组织和执行）和行动计划（确定完成与职业相关的活动所需的时间、成本、资源和设备）。这些数据与更普遍的观点非常吻合。根据该观点，中年期是"认知与大脑储备"的关键时期，这种储备可以延迟或弥补年龄增长带来的身体或认知能力的下降。正如威利斯等人（Willis et al., 2010）所指出的那样，探索在这一时期内可以带来最佳生物心理社会功能状态的轨迹特别重要，这意味着可以平衡地分配用于自我发展、维持成果和损失管控的资源。

2.2.7　社会融合和孤独感

社会互动和丰富的社会网络对痴呆症的预防作用已经得到多次证明（Pillai & Verghese, 2009）。但是，正如阿米耶娃等人（Amieva et al., 2010）所指出的那样，社会网络或社会互动的丰富性难以描述。而且，评估社会网络的方式也存在很大的多样性，因此要考虑到婚姻状况、社会联系的数量、联系频率、人际关系和得到社会支持后的满意度。测量中的这种异质性使其难以精确研究比较，也无法确定究竟哪种社会网络和社会互动的特征对痴呆症发病起到了最大预防作用。因此，人们可能会有疑问，影响痴呆症发展的，到底是社会网络的结构特征（例如，联系的规模或频率），还是对得到的社会支持所做的主观评估，或者是这两个维度都有影响。另一个问题是，社会网络和痴呆症之间的因果关系。事实上，缩小或几乎消失的社会网络可能不会影响痴呆症的病情发展，但它是早期认知或社会情感问题的结果（反向因果关系）。研究这一问题的一种方法就是用足够长的时间来评估社会网络和确认痴呆症情况。但是，大多数研究的时间不超过5年。

上述发现中有一个例外是哈肯森等人（Hakansson et al., 2009）的研究。该研究表明，50多岁的人的婚姻状况会影响该人平均约21年后的认知功能。研究者在芬兰两个地区的人口登记册中随机选择了1 449人进行随访。参与者平均年龄为50.4岁时，研究对他们的婚姻状况进行了评估。当他们的年龄在65至79岁之间时，深入全面地评估了他们的认知状况（轻度认知损害、阿尔茨海默病、其他痴呆症）。根据首次评估和随后认知检查期间的婚姻状况（已婚或同居、单身、分居或离婚、丧偶），确定了不同的类别，例如两次评估中均已婚、50多岁已婚但在随后的评估中丧偶，等等。主要结果表明，50多岁时，

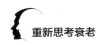

与伴侣（已婚或同居）一起生活的人，患轻度认知损害或痴呆症的可能性是独自生活的人（单身、分居/离婚或丧偶）的一半。此外，在随访检查中50多岁离婚或丧偶的人，患轻度认知损害或痴呆症的可能性是已婚或同居者的三倍。与已婚或同居的人相比，50多岁之后丧偶且独居的人患阿尔茨海默病的风险特别高。最后，据观察患阿尔茨海默病的风险最高的人，是载脂蛋白E4基因携带者中，在50多岁之前失去伴侣（在初始评估中丧偶或离婚）且随访评估期间处在独居状态的人。最后，需要注意的是，50岁以下没有伴侣的人中，男性和女性患痴呆症或轻度认知损害的风险均增加。这一关联，在控制了各类因素的可能影响之后，仍然成立。这些因素包括：年龄（在进行认知评估时）、受教育水平、性别以及与健康和生活方式有关的因素。从同样的角度来看，桑德斯特伦等人（Sundström et al.，2014）对1 609名65岁以上且无痴呆症的人进行了平均8.6年的随访。结果显示，丧偶和无子女的人患痴呆症的风险特别高，尤其是丧偶且无子女的人，患痴呆症的风险更高。这一结论是在控制了社会网络规模、抑郁症状和承受应激事件的影响之后得出的。

婚姻状况对大脑老化与认知衰退风险的影响受到多种因素影响。与伴侣共同生活可能降低有关认知障碍的风险，这很可能是与夫妻关系相关的社交和认知刺激的反映。但是其他因素也可能起作用，例如更广泛的社会参与度和社会活动水平。此外，在50多岁丧偶或离婚的人中观察到认知衰退风险增加，且这种风险一直持续到后续的认知评估，这一情况可能是另一半的死亡或分离所导致的持续压力而引发的结果，同时也受到压力带来的生物学（尤其是免疫方面）影响。

为了更好地理解社会关系对痴呆症的有益影响，阿米耶娃等人（Amieva et al.，2010）使用了研究数据。这是一项在法国进行的关于认知衰老和痴呆症的大型前瞻性研究（Personnes agées Quid），是一项对老年人的纵向研究（Dartigves et al.，1992）。研究的意义在于随访时间长且对人们的社会网络特征进行了详细的评估。所调查的样本包括2 089人（平均年龄73.7岁），他们完成了有关社会网络的问卷，且在首次评估中均未患痴呆症。对这些人进行了长达15年的定期访谈。为了限制反向因果关系问题的影响，调查仅考虑了在5、8、10、13或15年后被诊断出患有痴呆症的人。有关社会网络的问卷具体评估了以下内容：①婚姻状况（已婚、丧偶、离婚或分居）；②社会网络的规模或构成社会网络的人数，包括子女和配偶（0至3个、4至7个、大于8个）；③社会网络的性质（家庭成员与朋友一样多、家庭成员比朋友多、朋友比家庭成员多）；④对社会关系的满意度（满

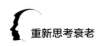

意、不太满意或不满意）；⑤被理解或被误解的感觉（被所有人或大多数人理解的感觉，被某些人或没有人理解的感觉）；⑥互惠关系（"我得到的比别人给我的要多""我给别人的比我得到的要多""我从别人那里得到的和我给他们的一样多"）。研究人员也调查了其他会影响痴呆症发作的因素：性别、受教育水平、整体认知功能（简易精神状态评分量表）、日常生活活动的自主性、慢性病（包括糖尿病和心血管疾病）和积极心态程度。

考虑到以上6个社会变量，分析表明，在随访期间（对社会网络进行首次评估后的5至15年），与痴呆症发展相关的唯一变量是参与者感受到的社会关系质量，即对社会关系的满意度。实际上，对自己的社会关系感到满意的人患痴呆症的风险降低了23%，那些随访中称在自己生活中获得更多社会支持的人患痴呆症的风险降低了55%（患阿尔茨海默病的风险降低了53%）。这项研究表明，人们对所获得的社会关系质量的主观感知是防止大脑老化与认知衰退情况发展的决定性因素。这项研究很重要的一点就是它进行了长期的随访。但是，应该指出的是，研究没有详细探究参与人员所经历的社会关系本质。另外，某些社会变量的影响可能只有早期（尤其是50多岁）评估时才能表现出来。而这些数据补充表明，孤立感是导致（包括年轻人）

整体认知功能和执行功能较低，以及导致老年人认知能力下降和患痴呆症的风险因素。威尔逊和同事（Wilson et al.，2007a）也证明了，孤立感是患痴呆症的一个风险因素。这一关联在考虑到客观的社会孤立情况时，仍然存在（另见Holwerda et al.，2014）。

通常，社交孤立感与抑郁症状增多、对负面社交信息更敏感以及更易愤怒和焦虑有关（Cacioppo & Hawkley，2009）。此外，认为自己被社会孤立的人容易对他人产生负面印象、对他人的容忍度较低（这些偏见又反过来加深了他们的孤立感）。还要注意的是，孤立感似乎具有传染性，且可能通过负面的社会表现和社会互动传播给社会网络中的其他人。关于人们对社会支持的感知与患痴呆症之间的联系所涉及的机制，目前还不了解。卡其奥普和霍克利指出了几种可能性（不具有互斥性）：应激轴激活增加和/或炎症反应；行为和神经元可塑性较低；社会参与度下降；对社会威胁的长期监测和防范导致认知资源减少；抑郁症状增加和/或体力活动减少；社会关系的数量和质量下降；睡眠质量下降。随后的研究也应侧重于确定心理功能的更基本方面（乐观、推理、情绪调节能力、长期性个人情感、自尊心等），这些方面构成了上述关联的基础，同时也需要对个人社会关系质量进行详细探索。

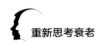

2.2.8 刻板印象和信念的影响

我们经常可以注意到，关于衰老的正面或负面的刻板印象可能会相应地对老年人的认知功能和身体健康产生有益或有害的影响（参见Levy，2009a）。衰老不能仅用不可避免的生理过程来解释，它也是社会结构的组成部分。应该注意的是，刻板印象可以在人们没有意识到的情况下发挥其影响力（Levy，2000）。

衰老的负面刻板印象在很多方面都产生了有害影响：形成负面的刻板印象会影响记忆力、平衡、走路速度甚至听力。由于对衰老的负面刻板印象通常基于一个前提，即衰老将不可避免地带来健康问题，因此，有了这些负面刻板印象的老年人倾向于将以促进健康为目的的各种措施视为无用功，并容易感到自己效率降低。与之形成对比的是，对衰老有积极认识的老年人更有可能培养良好的健康习惯。生理学层面上，研究观察到，当老年人已经屈服于带有负面刻板印象的表达时，再面对压力增加的状况（例如解决数学问题之类的艰巨任务），可能会出现血压升高的情况。当这些表达是积极的词语时，情况就完全相反了。血压反复升高时，可能会导致患心脏疾病的风险上升，这可能解释了为什么持续让老年人对衰老产生负面刻板印象会增加其患心血管疾病的风险（Levy et al.，2009b）。最后，值得注意的是关于衰老的负面刻板印象在儿童时代就被激活并内化，这个激活并内化的过程在整个生命周期中一直持续，并随着年龄的增长而加剧，但加剧过程要视具体情况而定。

在一项重要的纵向研究中，列维等人（Levy et al.，2012）首次研究了在日常生活中暴露于负面刻板印象与后续记忆能力变差相关的程度。该纵向研究的主题为刻板印象、记忆和一系列控制因素，研究对象包括113位女性和282位男性，他们必须在首次评估时年满22岁，这个年龄标准可以保证参与者在研究结束时至少达到60岁。研究对象在健康方面的自我评估为"很好"，且都受过较高程度的教育。通过问卷调查，对这些人进行有关负面刻板印象的评估，共包括16个问题，例如"老年人无法集中精神"。首次评估被用作预测指标，研究还通过本顿视觉保留测试（Benton Visual Retention Test）对记忆进行了评估，其中涉及根据记忆再现图像等题目。这一项目采用平行测试的方式，从1968年到1991年每6年进行一次，然后每2年一次（88%的参与者参与了3次以上评估，研究总共进行了4 252次评估）。

结果表明，与那些拥有较少负面刻板印象的人相比，在首次评估中显示拥有最多负面刻板印象的人，随着年龄的增长，记忆能力会越来越差。这一关联结论，在控制了各种可能会导致记忆衰退的变量（年龄、受教育程度、婚姻状况、种族、抑郁症状、慢性疾病、自我评估的健康状况和性别）的影响后，仍然成立。更具体地说，在70岁时，那些最初表现出与衰老相关的负面刻板印象观念最强的人与负面刻板印象较少的参与者在73.1岁时的表现相同。在80岁时，这一差距增加至6.16年；在90岁时，增加至9.18年。总体而言，在60岁及以上的人中，与拥有较少负面刻板印象的人相比，那些拥有更多负面刻板印象的人的记忆衰退的情况要严重30.2%。

尽管一系列强有力且一致的数据说明负面刻板印象（或负面期望）会对老年人各方面功能（包括认知表现）带来有害影响，但其在认知功能临床评估中的影响确实很少被研究。老年人进行神经心理学检查时发现的认知缺陷，就可能部分归因于负面刻板印象对认知测试表现的影响，而不是大脑功能障碍的直接影响。

实际上，列维等人（Levy et al., 2012）发现，与衰老相关的负面刻板印象只有在这些人认为刻板印象适用于自己的情况下，也就是说，如果他们认为自己确实是老年人群的一部分，才会影响其认知能力。但是，年龄是一个灵活的类别，老年人群会用主观感觉来判断与衰老相关的负面刻板印象是否适用于自己。从这个角度来看，哈斯拉姆等人（Haslam et al., 2012）研究了基于年龄的自我分类的影响（即认为自己比其他参与者年龄更大或更小）以及衰老的负面期望。这一负面期望，与老年痴呆症的临床评估中使用的认知测验表现相关联。研究者对社区中68位老年人进行调查。参与者平均年龄65.1岁，且平均受教育时间达12年。此外，样本选择要求还包括，年龄必须在60到70岁之间，没有外伤史、重大疾病或情绪障碍史，也没有被诊断为进行性疾病。参与者进行了两次实验操作。第一个实验，旨在改变参与者基于年龄的自我分类：参与者被告知，该研究的目的是探索不同年龄人群的认知表现。被归类到"较老"年龄组的参与者被告知，参与者的年龄在40至70岁之间，他们是样本中的最老的群体。同时，被归类于"年轻"年龄组的参与者被告知，参与者的年龄在60至90岁之间，他们是样本中最年轻的群体。第二个实验，旨在塑造参与者对与衰老带来的认知缺陷性质的预期：实验中，参与者阅读了一篇简短的文章，这是某篇有关衰老的文章。有一半的参与者拿到的是一篇题为《记忆与老年人》的文章，他们被告知，衰老与记忆力下降明确相关（举了些比较经典的例子，讲述老年人在临床环境下的记忆问题）。其余参与者拿到了一篇标题为《通用技能和老年人》的文章，他们被告知，衰老与普遍的认知能力下降有关。文章重点介绍了（除未提及的记忆力之外的）整体智力能力的变化，例如注意力、决策、计划或解决问题的能力。

经过两个实验操作后，参与者被随机分为4组："较老/记忆

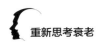

衰退预期"组；"年轻/记忆衰退预期"组；"较老/整体认知衰退预期"组；"年轻/整体认知衰退预期"组。接下来，参与者进行了两项认知测试：故事记忆测试和整体认知能力评估，后者在英国通常被用于检测早期痴呆症（Addenbrooke改良认知评估量表ACE–R），它对五个方面进行评估：注意力和方向、记忆力、语言流利度、语言和视觉空间能力。具体检验了以下假设：1. 自认为年龄较大的人的认知表现要比自认为年龄较小的人的认知能力差；2. 基于年龄的自我分类的影响在评估认知功能的测试中将更加明显，因为参与者认为认知功能会随着年龄的增长而下降（记忆衰退或整体认知衰退）。四组参与者在年龄、学历、简易精神状态检查分数和先前的整体智力方面均没有差异。此外，所有参与者的简易精神状态检查得分均大于24（表明没有明显的认知障碍）。最后，基于年龄的自我分类实验操作证实了是成功的。

基于认知表现的三个方面（即时记忆、延迟记忆和整体认知能力）进行测试的各小组比较结果证实了这一假设。首先，被鼓励自我归类为"年长"的参与者，在所有三个测试中的认知表现得分都较低。其次，当参与者拥有衰老与记忆下降明确相关的预期时，记忆测试中表现下滑最为明显。当参与者拥有衰老与更普遍的认知下降相关联的预期时，整体认知能力测试的下降更为明显。最后，在自我归类为年龄较大并认为衰老与总体认知能力下降有关的一组参与者中，有70%的人在ACE-R方面的表现符合痴呆症标准，而该情况在其他三个组中平均值仅为14%。因此，"较老/整体认知衰退预期"组中，被诊断为"痴呆症"的可能性会增加400%（超过ACE-R阈值）！这项研究的临床意义很重要。实际上，临床医生再也不能忽略错误诊断所带来的巨大风险。错误的诊断可以导致人们基于年龄对自己分类并拥有对认知能力下降的特定预期。

肖尔和萨巴特（Scholl & Sabat，2008）还描述并说明了阿尔茨海默病为何也是一种社会结构（另请参见第1章的第3节），以及如何诊断一个人是否患有该疾病，其亲属又如何被各种刻板印象所影响。某些媒体宣传活动夸张地运用"痴呆症""阿尔茨海默病""需要依靠他人生活"或"混乱"等充斥着关于大脑老化的灾难性刻板印象的词语。某些情况下，例如医院或记忆门诊，人们已经或即将接受阿尔茨海默病诊断，整个过程可能导致与大脑老化和其生物医疗化描述有关的负面刻板印象尤为凸显。为此，德罗兹·曼德尔兹韦格（Droz Mendelzweig，2009）非常清晰地展示了记忆门诊评估的实践和交互影响是如何将前来问诊的老年人所面临的认知（记忆）困难建构为一种病理化的医学表述的。通常，这些刻板印象除了会导致因大脑老化而引起的问题外，还会导致其他方面出现障碍。

最后，值得注意的是其他类型的信念也可以调节老年人的认知表现——尤其是自我掌控。实际上，研究已经观察到，一个人对自己的掌控感越强，即使面临困难，他相信自己能够对自己的记忆功能进行控制，即维持或改善其功能的行为，他在记忆方面的表现就越好。这是由于他使用了更多有效的编码、补偿策略，并建立了更恰当的目标（请参阅Lachman et al.，2011）。

在这种情况下，拉赫曼和阿格里戈罗（Lachman & Agrigoroaei，2012）的研究证明，感到掌控力弱的人（年轻人和老人）说自己的焦虑程度更高，这反过来在记忆任务中又增加了表现出侵入性思想的可能性（与任务无关的担忧和想法），进而影响记忆表现。因此，这项研究建议，应该采取干预措施，来防止或弱化个人掌控感的减少，以及处理焦虑和侵入性思想。这些干预措施对于记忆力较弱的老年人特别有用。而且，感觉自己的个人掌控能力较弱的老年人常常认为，没什么办法能影响他们的表现或功能，也没办法预防、减慢、改善或补偿和年龄相关的记忆变化。实际上，个人掌控力弱的感觉可以通过主流生物医学模式诱导和/或增强。这个方法基于认知困难是由生物学原因引起的，因此有必要找到治疗药物。

2.2.9 环境毒素

环境中有毒物质的存在似乎也构成了大脑老化和认知衰退的风险因素。多年来，大量数据表明，接触金属、溶剂和农药与多种疾病（感官、身体、注意力等）的患病率增加有关。这一关联在老年群体中尤为显著。2006年12月，两位专门研究化学品长期影响的美国教授格朗让（Grandjean）和兰德里根（Landrigan）在英文医学杂志《柳叶刀》（*The Lancet*）上揭示了化学工业在人类神经发育障碍中的作用。而且，它被认为是现代社会的"无声传染病"。

但是，针对环境毒素对大脑老化和认知衰退影响的研究，存在各种方法论方面的批评，特别是由于研究样本数量非常有限。在这种情况下，海登等人（Hayden et al.，2010）进行的研究非常有意义。这项研究对美国的一个县（犹他州卡什县）的3 000多名农民的认知功能进行了纵向监测，并通过详细的问卷对他们暴露于各种农药的情况进行了调查评估。该样本还具有一个优势，就是调查对象基本拥有相同的社会教育水平，其中90%以上的人不吸烟也不饮酒。这项研究的结果表明，接触农药的人患痴呆症（包括阿尔茨海默病）的风险会增加。研究者在总结时，专门强调了进行毒理学研究的重要性，以求进一步阐明造成这种关联的生物学机制。

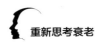

这些发现与《环境对健康衰老的威胁》（*Environmental Threats to Healthy Aging*）报告提出的结论相吻合，该报告由波士顿社会责任医师协会（Greater Boston Physicians for Social Responsibility）和科学与环境卫生网（Science and Environmental Health Network）共同发布。该报告研究了人们从胎儿到老年的一生中受到的环境因素对阿尔茨海默病或帕金森病发病的影响。在众多因素中，报告特别强调了暴露于各种有毒化学物质中对这些疾病的影响，以及其他会影响认知功能的慢性疾病（例如糖尿病、心血管疾病、代谢疾病等）。

韦夫等人（Weuve et al., 2012）研究了长期暴露于空气污染中可导致老年人认知能力快速下降的程度（这一个问题的研究数据不足）。

为此，他们对19 400名女性（70岁及以上且无卒中病史）进行了认知功能测试。测试分为3次，每次相隔约2年，测评方法为有效的电话评估方法（从综合评估方法预测整体认知功能）。此外，研究者评估了参与者所在的美国相邻各州暴露于（悬浮的）空气污染颗粒物环境下的情况。评估内容包括暴露空气污染颗粒物的类别：大颗粒物（2.5至10微米）和微小颗粒物（＜2.5微米），以及最近一次暴露的时间（第一次认知测试或基线测试一个月以前）和长期暴露时间（第一次认知测试之前的7至14年）。这些空气污染颗粒物是指包括化学物质、金属和土壤颗粒物在内的各种成分。空气颗粒物污染源包括车辆、柴油设备、工业和家庭燃烧物以及其他工业运作程序。结果表明，长期接触高水平污染颗粒物的参与者（如美国很多人）的整体认知下降更快，无论他们长期接触的是微小颗粒物还是大颗粒物。这一结论在控制了社会人口、医疗、生活方式和健康变量的可能影响后，仍然成立。更具体而言，分析表明，暴露于超过10微克/立方米的微小和大颗粒物，会导致认知功能下降，相当于衰老两年的程度。

总体而言，这些研究和报告所展示的数据，应该使我们警惕环境中的神经有毒物质对儿童神经发育障碍和老年人认知功能障碍的影响。更加重要的是，正如格朗让和兰德里根（Grandjean & Landrigan，2006）指出的那样，"应将少数已证明对人类神经发育有毒的物质视为巨大冰山的一角"。

2.2.10　血管疾病风险因素

大量的流行病学研究表明，血管疾病风险因素（例如高血压、血管病变或糖尿病）与痴呆症（尤其是阿尔茨海默病）的发病有关。

邱等人（Qiu et al.，2010）进行了9年的跟踪研究，对1 270

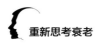

名75岁及以上的人按照标准化的评估程序（3次）进行了抽样，以检测是否出现了痴呆症，尤其是阿尔茨海默病。这项研究的意义是检查两种血管疾病风险的特征：基于3个特征（收缩压≥160mmHg、糖尿病/糖尿病前期、脑血管意外）的动脉粥样硬化特征和基于3个特征（舒张压<70mmHg、脉压<70mmHg、心力衰竭）的灌注不足。结果表明，血管风险或疾病分数较高（总分从0到6，两类特征中的每出现一个相应得1分，每类0到3分）与痴呆症和阿尔茨海默病的风险增加相关。此外，这两类血管风险与患痴呆症和阿尔茨海默病的风险增加的相关性彼此独立。

但是，关于血管疾病风险因素影响痴呆症（阿尔茨海默病）发作和病程的本质仍然存在许多不确定性：继发于血管问题的脑灌注不足，构成了其他机制的触发因素或者与血管机制和其他机制并行发展的因素，具有相加作用或协同作用。无论是上述哪种情况，这些数据都进一步强化了这样的观念：预防和治疗血管疾病既可以延缓痴呆症的发作，也可以减缓痴呆症的病程。

更具体地，普兰达等人（Purandare et al.，2006）用经颅多普勒超声技术对170位被诊断为痴呆症的人进行了检查，进而证明了40%的阿尔茨海默病患者和37%的血管性痴呆症患者在脑动脉①中出现自发性脑栓塞②，而这一情况在年龄和性别相符的对照组中，只有14%。对于研究者来说，两种类型的痴呆症中栓子的发生频率相近，表明存在共同原因和共同的病理生理机制。随后，普兰达等人（Purandare et al.，2012）一方面证实了自发性脑栓塞在患有阿尔茨海默病痴呆症的人（43%）和血管性痴呆症的人（45%）身上的发病率，另一方面，证明这些栓子的形成预示这些人疾病（认知、行为和功能）的病程在2年内发展更快。但是，针对一般人群的研究更应探讨脑栓塞是如何构成了痴呆症发展的风险因素。

最后，雅川等人（Yarchoan et al.，2013）发现，诊断出患有阿尔茨海默病的人中，有77%以上具有明显影响了威利斯环（脑底动脉环）的动脉粥样硬化迹象。与"正常"衰老的人（47%）和患有其他类型的"神经退行性疾病"的人（43%～67%）相比，在患有阿尔茨海默病的人身上发现这种动脉粥样硬化的现象更为常见，也更为严重。此外，动脉粥样硬化的程度（根据年龄和性别已调整）与老年斑的密度、神经原纤维缠结以及脑淀粉样血管病的严重程度显著相关。这些相关性，在被诊断患有阿尔茨海默病的人的小组样本中得到观察，也在接受检查人群的总样

---

① 脑动脉负责向大脑的额叶、颞叶和顶叶区域供应血液。

② 脑栓塞是指不溶于血的各种栓子随着血液循环移动到脑血管并形成阻塞。

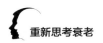

本中得到证实。这些数据证实了阿尔茨海默病特有的神经病理疾病与血管疾病相互关联。

2.2.11　2型糖尿病

已经有研究证明，患有2型糖尿病与患痴呆症和轻度认知损害的风险上升有关（Cheng et al., 2012）。糖尿病前期的不同标志（包括血糖异常、胰岛素抵抗、全身性肥胖或腹型肥胖）也预示着痴呆症的发病率会增加（Biessels et al., 2014）。

特别要注意的是，2型糖尿病和代谢综合征（心血管风险和2型糖尿病的组合因素，即腹型肥胖、高甘油三酯血症、低高密度脂蛋白胆固醇、高血糖和高血压）在全球范围内不断发展，这也包括在新兴国家（预计拉丁美洲、非洲和亚洲的发病率最高）。根据国际糖尿病联盟的数据，到2030年，将有大约4.44亿糖尿病患者。因此，尽早发现和治疗糖尿病和代谢综合征显得至关重要，尤其这也是出于延缓痴呆症发作的目的（请参阅第3章第7节）。

2型糖尿病（和糖尿病前期）与认知功能下降加剧之间的关系似乎涉及许多因素（Biessels et al., 2014）：血管疾病风险因素（高血压、血脂异常、肥胖、吸烟），社会经济因素，与生活方式相关的因素（受教育水平、饮食、体力活动和认知活动），与糖尿病直接相关的因素（高血糖、严重高血糖、糖尿病持续时间）以及脑血管疾病的发生。

2.2.12　诸多其他风险因素

除了上述已经提及且大多数研究已经选作对象的因素之外，还发现了其他各种导致老年人认知功能下降并出现痴呆症的风险因素，或更具体地讲，是患阿尔茨海默病的风险因素。这些数据有些尚不完善，因此应谨慎对待。

（1）头部受伤

多项研究表明，在生命的早期或中期发生的头部创伤（中度和重度，或轻度伴有意识丧失）与老年患痴呆症的风险上升有关，如果头部反复受伤，该风险会更高（Shively et al.，2012）。据估计，由于头部外伤而导致痴呆症的风险在5%至15%之间。

在对3 439名职业美式橄榄球（NFL）运动员的研究中，雷曼等人（Lehman et al.，2012）观察到，美式橄榄球运动员中比美国普通人群出现神经退行性疾病（还伴有阿尔茨海默病、肌萎缩性侧索硬化症和帕金森病）而导致死亡的比例高3倍。此外，研究还观察到，相比于对运动速度要求较小的位置，司职对运动速度要求很高的位置的运动员，患神经退行性疾病后的死亡率更高（该位置可能会受到擒抱或擒抱对手，诱发脑震荡的可能性更大）。

需要注意的是，卡勒孔德等人（Kalkonde et al.，2012）在对美国845名退伍军人的一项回顾性研究中发现，被诊断为额颞叶痴呆症的人的头部受伤率明显高于患有其他痴呆症（阿尔茨海默病、血管性痴呆症、路易体痴呆症、其他类型痴呆症）的人。

（2）抽烟

鲁萨宁等人（Rusanen et al.，2011）分析了在美国参加了健康相关行为（包括烟草消费）调查的21 123名参与者的数据。该项调查在1978年至1985年进行（当时人们的平均年龄为58岁）。根据电子健康记录，从1994年至2008年，调查发现这些参与者中存在被诊断为其他类型痴呆症、阿尔茨海默病和血管性痴呆症的个体。该分析已经控制了各种血管风险和社会人口统计学风险因素可能的影响。

结果表明，吸烟增加了患痴呆症（各种类型的）的风险，且这种关系随着吸烟数量的增加而增加。因此，与不吸烟者相比，在50多岁每天吸烟超过2包的人在20年后患痴呆症的风险最高。有意思的是，即使控制了可能混杂的血管疾病风险因素（包括卒中）的影响，吸烟也会增加患血管性痴呆症的风险。这表明烟草除了会加速脑血管疾病恶化（可能通过其对氧化应激和炎症的作用）以外，也可能独立影响血管性痴呆症。

（3）潜在的不适当用药

在一项纵向研究中（对1 429名75岁及以上的女性进行了为期5年的研究），小山等人（Koyama et al.，2014）观察到，使用了潜在的不适当药物（其负面影响大于治疗益处的药物，例如苯二氮䓬类药物，或某些旨在治疗尿失禁或过敏症的药物）以及高负荷的抗胆碱能药物（依据抗胆碱能药物认知负荷量表来衡量，Anticholinergic Cognitive Burden，ACB），一方面会导致认知能力降低，另一方面与日常生活中出现的功能障碍存在密切关联。这些影响在控制了社会人口数据、生活方式变量和载脂蛋白状态后仍然存在。

从同样的角度来看，比利奥蒂·德·伽芝等人（Billioti de Gage et al.，2012）对1 063人（平均年龄78.2岁）进行了15年的随访（每2或3年）。参与人员最初没有痴呆症，至少在随访的第3年才开始服用苯二氮䓬类药物。分析表明，苯二氮䓬类药物的使用使得痴呆症风险上升了约50%。在控制了年龄、性别、受教育程度、婚姻状况、酗酒、T_0和T_3随访之间的简易精神状况检查（MMSE）评分变化，以及使用抗糖尿病药、降压药、他汀类药物和血小板抑制剂或口服抗凝药等可能影响后，该结论仍然可靠。此外，考虑到抑郁症的临床症状后，结论也是如此。

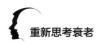

（4）一般健康问题

在一项大型的普通人群研究中，宋等人（Song et al.，2011）调研了一般健康问题与患痴呆症风险的关联程度。这是传统意义上不被视为可预测患痴呆症的因素。为此，他们为7 239个没有认知问题的人建立了"脆弱指数"。该指数基于19种健康问题形成，例如视力和听力问题、假牙的调整、自我评估的健康状况、肺部问题、皮肤问题、肠道失控、鼻塞或打喷嚏、关节炎或风湿病等。在首次评估后，分别预估了5年和10年后患痴呆症的风险，更准确地说，是患阿尔茨海默病的风险。

结果表明，脆弱指数与年龄密切相关，且痴呆症（和阿尔茨海默病）的发生率在5年和10年后随脆弱指数评分呈指数增长。在控制了基线期间评估的年龄、受教育水平和认知功能的可能影响后，每增加一个健康问题患痴呆症的风险平均增加了3.2%。在考虑了各种血管疾病风险因素后，这种关联仍然存在。

这些数据应该进行验证，以检查可能未被发现的混杂效应。但这些数据还是显示了，一般的健康问题会随着年龄的增长而增加。这主要是衰老和身体某些系统无法适应的结果，这些健康问题可能与痴呆症的发作有关。在预防方面，这就意味着与侧重于特定病因机制的方法不同，涉及改善一般健康状况的问题，更确切地说，是要增强因年龄带来的各种变化的适应性。

（5）睡眠问题

许多研究发现，睡眠的某些特征与患痴呆症或认知能力下降的风险增加有关。但这些研究的随访时间通常持续太短。维尔塔等人（Virta et al.，2013）对2 336名65岁及以上的人进行了平均22.5年的随访，调研其中年时期（40至50多岁）的睡眠特征与后期认知功能之间的联系。该项研究分析也检测了年龄、性别、受教育程度、载脂蛋白状况和随访时间的影响。结果表明，生命中睡眠时间短（＜7小时/天）或睡眠时间长（＞8小时/天）的参与者的总体认知能力得分低于每天睡眠时间为7至8小时的参与者。此外，与睡眠质量良好的参与者相比，睡眠质量不好或相当不好的参与者往往存在认知能力较弱的情况。然而，研究者也承认，他们无法提出合理的生物学机制来解释这一关系。

还应注意的是，老年人经常在睡眠中发生呼吸障碍，特征为频繁的觉醒和低氧血症发作。这一情况可能影响多达60%的老年人。这些问题与各种健康相关的疾病有关，例如高血压、心血管疾病和糖尿病。亚夫等人（Yaffe et al.，2011）已证明，睡眠中出现这些呼吸系统障碍的老年女性，在5年后患痴呆症或轻微认知障碍的风险增加。该研究已经控制了许多潜在的混杂因素（如药物和生活方式有关因素）的影响。似乎低氧是导致认知障碍风险增加的可能机制（也有可能是其他机制）。

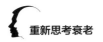

（6）意识错乱状态

意识错乱状态的发作与患痴呆症的风险有关，也会加速已经被诊断出患有痴呆症的人的病程。因此，戴维斯等人（Davis et al.，2012）通过对居住在芬兰的553名年龄在85岁及以上的人进行随访，探讨了意识错乱状态与患痴呆症风险之间的关系。随访在基线期以及之后的3年、5年、8年和10年进行。每次随访检查均由2名神经科医师进行，由他们通过各种任务和量表评估认知功能并向老年人和其亲属确定意识错乱状态的时间（配合可用的医疗记录）。研究结果证实，意识错乱状态会使患痴呆症的风险增加8倍，使痴呆症的严重程度恶化3倍，并且与无精神错乱综合征的人相比，有精神错乱综合征的人每年的简易精神状态评估都会少1分。

（7）慢性肾病

艾特根等人（Etgen et al.，2012）进行了元分析，以检查慢性肾病在何种程度上构成了老年人认知衰退风险因素。这项元分析涵盖了6项横向研究和6项纵向研究，涉及54 779名患者（其中大多数为60岁及以上）。结果证实，慢性肾病的存在是认知能力下降的重要且独立的因素。这一关系可能涉及各种机制，例如血管因素、炎症过程、氧化应激、贫血、非最佳剂量药物治疗或睡眠障碍。

（8）肺功能

埃默里等人（Emery et al.，2012）强调了与认知能力下降有关的另一个身体因素，即肺功能。研究者对832位年龄在50至85岁之间（首次评估时）的人进行了19年的随访（最多进行了7次评估）。该研究仅涉及痴呆症诊断之前的评估数据。

结果表明，肺功能的下降（通过标准的肺活量测定法评估）会导致认知功能下降，尤其是在"心理运动能力"和"空间能力"方面。最后，得到了一个重要的结果：认知功能下降不会导致随后的肺功能下降，这表明肺功能对认知下降的影响是单向关系。

（9）饮食

多项研究表明，坚持地中海饮食会降低患痴呆症的风险。这种饮食的保护作用，可以通过减少脑血管疾病来实现（参见Scarmeas et al.，2011）。事实上，严格遵循这种饮食形式，可以降低出现肥胖、代谢综合征、血脂异常、高血压、葡萄糖代谢异常、糖尿病和冠心病的风险。

顾等人（Gu et al.，2010）通过研究，为饮食和患痴呆症之间的关联提供了新的证据。他们对65岁及以上来自纽约地区的2 148人进行了随访。该群体在首次测评时均未患痴呆症。研究通过问卷调查的形式，收集了这些人的饮食习惯。问卷具体

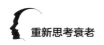

涉及对30大类共61种食物的摄入量统计。分类主要依据食物的营养成分的相似性。研究人员根据结果确定了7种不同的饮食模式。在平均3.9年的随访期内，结果显示，最坚决遵循2号特定饮食模式即地中海饮食模式的人患阿尔茨海默病的风险显著降低。在控制了多种社会经济因素的影响之后，这种关联仍然成立。

这种饮食模式的特点是大量食用油醋汁（一种沙拉调料），坚果，鱼，西红柿，禽类，十字花科植物，绿叶蔬菜（菠菜、罗马生菜、甜菜、蒲公英、芝麻菜……）和水果，但少量摄入高脂乳制品、红肉、内脏和黄油。这种饮食模式富含多不饱和脂肪酸（$\omega-3$和$\omega-6$）、维生素E和叶酸，而含有较少饱和脂肪酸和维生素B_{12}。但是，应该指出的是，某些食物可能与痴呆症的预防没有特别的联系，而只是与其他预防性食物有关。同样，维生素B_{12}可能是红肉摄入的标志，而与认知能力下降无关。无论如何，顾及其同事获得的数据证明了在食物组合（尤其是在不同文化中）对痴呆症预防的影响方面还需要更深入和系统的探索。

（10）双语能力

一系列研究表明，双语能力是预防与年龄有关的认知能力下降的因素，它甚至可以推迟痴呆症状的发作（Bialystok et al.，2012）。因此，双语能力也被视为有助于认知或大脑储备的环境因素（例如受教育水平、职业、参与刺激性活动等）。但是，双语人士可能与单语人士具有不同的初始特征（例如，在儿童时期的智力功能较强），而正是这些差异推动了双语能力的发展。巴克等人（Bak et al.，2014）的研究显示，在1947年（11岁）接受检查并在2008至2010年重新测试的参与者中，双语能力对老年人的认知功能存在积极影响，这与儿童时期的智力水平以及性别、社会经济地位和移民身份无关。

2.2.13　应针对哪些风险因素开展预防工作？

如我们所见，大脑老化与认知衰退（痴呆症）的发生似乎很大程度上取决于与健康行为、生活方式和环境等方面有关联的多种社会人口因素。因此，为减少和/或延缓大脑老化与认知衰退的出现，结合人口规模设立预防计划似乎显得越来越重要（请参阅第3章第7节）。为达到这样的目标，需要确定预防计划中应优先考虑的风险因素，观察每一个风险因素对痴呆症发生的影响，同时考虑到其他因素的影响。

里奇等人（Ritchie et al.，2010）就围绕这一点，进行了一项前瞻性研究，调查了蒙彼利埃总人口中的1 433名65岁及以上（平均年龄72.5岁）的老年人。考察的风险因素分为3大类：社会人口因素、临床因素，以及环境和生活方式相关因素。关于社

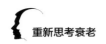
会人口因素，研究考虑了年龄、性别、受教育时间和晶体智力（这里指实践中获得的知识或技能；通过法文版《国家成人阅读测试》进行评估）。关于临床因素，研究检查了以下内容：载脂蛋白E的ε4等位基因，头部创伤，血管疾病风险因素（心脏病、卒中、高血压、高胆固醇血症、糖尿病、肥胖），代谢综合征，脉搏，麻醉（2年内），服用抗胆碱能药物，抑郁症，哮喘及反复疱疹感染。最后，环境和生活方式相关因素包括以下内容：孤独（独自生活）、水果蔬菜的摄入、鱼类的摄入、吸烟，以及酒精和水的摄入。

在首次评估中，研究对参与者进行了检测（他们没有出现认知衰退问题），然后在分别在2年、4年和7年后进行了标准化的访谈和认知评估，以识别可能发生的痴呆症或轻度认知损害。通过将所有痴呆症或轻度认知损害患者综合考虑，探索风险因素对认知能力下降的影响。统计分析保留了对认知能力下降有重大影响的风险因素（在考虑其他因素之后）：载脂蛋白E的ε4等位基因、晶体智力、抑郁症、水果蔬菜摄入和糖尿病。进一步的分析表明，在消除载脂蛋白E的ε4等位基因影响后，继续维持其他4个因素，认知能力下降的发生率只会降低7.1%。如果消除晶体智力因素，则该情况得到最大限度的降低，为18.1%。应当指出的是，晶体智力的影响要大于受教育时间，而最终研究模式并未保留受教育时间这一因素：正如研究者所指出的，这一结果可能与部分参与者中断学业有关。如果消除抑郁症、糖尿病并增加水果蔬菜的摄入量，发病率会整体降低20.7%（仅消除抑郁症就减少了10.3%）。

这些结果清楚地表明了实施预防干预措施的途径，这些措施应特别侧重于抑郁症的治疗、胰岛素抵抗和葡萄糖耐量的评估以及改变饮食模式。数据显示了晶体智力的重大影响，也表明了投资教育的重要性。研究者指出，与其他研究相比，随访时间短可能导致研究低估了高血压的影响（参见第2章第2.10节）。此外，对65岁以上的人群进行检测，研究无法估算造成认知能力下降需要暴露于风险因素的时间或确定干预措施或预防计划在哪个年龄最有效。研究者也承认，风险因素与认知能力下降之间的因果关系显然无法牢固确立。最后，该项研究未涉及的其他因素，即可能成为干预措施或构成预防计划，也可能在某种程度上对大脑老化与认知衰退的发生产生重大影响。这些因素可能是压力，参与认知刺激活动、体力活动甚至社会网络。

近年来，世界范围内开展了许多大型研究项目，以更好地确定患痴呆症的风险因素特点及其在特定人生阶段的影响，并探索预防措施的有效性。其中"预防计划"（PREVENT计划）尤其如此。该计划特别关注针对40到50多岁人群的风险因素，有关这一正在进行的项目及其概念框架的说明，请参阅里奇等人（Ritchie et al.，2013）的研究。

2.2.14　痴呆症早期：涉及众多因素

很多研究强调了痴呆症中各种因素和作用机制主要集中于老年人。然而，最近一些研究也揭示了早发性痴呆症或年轻受试者的痴呆症（青年痴呆症，即65岁之前出现的痴呆症）受多因素影响。

诺德斯通等人（Nordström et al.，2013）对488 484名男性进行了平均为37年的随访评估。参与者在瑞典执行义务兵役时接受首次评估（当时大约18岁）。在随访期间，有487名男性被诊断患有早发性痴呆症，中位年龄为54岁。该诊断由一个专业中心（通过3项评估的平均值）确定。随后通过病历，对一部分人进行诊断的后续验证。

结果表明，在青春期后期（服兵役期间）评估的3个风险因素可以显著预测早发性痴呆症（所有类型的总和）的发生：认知功能水平低、身材矮小和收缩压高。其他6个重要的预测指标（在随访期间评估的风险因素）也被确定：父亲患痴呆症、急性酒精中毒、除酒精外其他药物急性中毒、脑卒中、使用抗精神病药和抑郁症药物。这9种风险因素解释了总人口数中"早发性痴呆症"可归因风险的68%。此外，当一个人出现至少两个风险因素且认知功能方面处于后三分之一时，这些因素也能独立产生影响，发生早发性痴呆症的风险较平均情况要高20倍。

对于诊断患有阿尔茨海默病和额颞叶痴呆症的男性，已经确定的风险因素较少。但是，应该指出的是，大部分已经诊断出的早发性痴呆症，属于非特定性的。此外，早发性痴呆症的可归因风险中与父亲患痴呆症相关的只有4%，这表明遗传因素对这种类型痴呆症的发生影响有限。还应注意，与其他类型的早发性痴呆症（血管性、酒精性和非特定性痴呆症）相比，阿尔茨海默型早发性痴呆症和额颞叶型早发性痴呆症与父母患痴呆症的关联性更低。

诺德斯通等人（Nordström et al.，2014）在随后的一项研究中评估了一大批男性（80万），自服兵役开始，持续30年。研究表明遭受头部创伤（超过45 000名参与者的情况）与早发性痴呆症风险显著相关。头部受伤越严重越频繁，患痴呆症的风险越高。在控制了例如成年初期的认知功能和酒精中毒等因素之后，这种关联虽然减弱，但仍然存在。研究者指出该关联仅涉及非阿尔茨海默病痴呆症。然而，正如伽德纳和亚夫（Gardner & Yaffe，2014）指出，在遭受头部外伤的人中，几乎没有发现阿尔茨海默型早发性痴呆症病例，这极大地限制了这些分析的

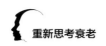

统计功效。最后，尼伯格等人（Nyberg et al., 2014）对在瑞典应征入伍群体（110万）进行的42年的随访也表明，成年初期心血管不良和认知能力差与患早发性痴呆症和轻度认知损害的风险上升相关。而对于同时存在这两种问题的人而言，这一患病风险加剧增加。

总之，这些研究表明，早发性痴呆症也与各种风险因素有关，其中大多数是可以改变的。但是，这些数据不能运用到女性身上，因为女性的风险因素可能有所不同。最后，这项工作并没能让我们区分某些因素（例如抑郁症）究竟是真正的风险因素抑或只是代表了早发性痴呆症的症状。

2.2.15　智障老年人中的痴呆症：不要陷入还原主义！

智障人士的平均寿命已大大增加，且这种现象预计在未来还将继续。1933年，唐氏综合征患者的平均寿命为9岁（Penrose，1933），而现在他们的平均寿命已经到达60岁，甚至更久。但是，随着年龄的增长，智障人士患痴呆症的风险上升，发病时间早于普通人群。科普斯等人（Coppus et al., 2006）的一项研究表明，唐氏综合征患者中，49岁以下的痴呆症患病率为8.9%，50至54岁之间患病率为17.7%，55至59岁之间患病率为32.1%，而60岁之后为25.6%。患有唐氏综合征以外的其他精神疾病的老年人中，痴呆症患病率的估计则更加不统一，但似乎也表明患痴呆症的风险比普通人群更高（Strydom et al., 2013）。

唐氏综合征，即21三体综合征，是由多了一条21号染色体而引起的先天缺陷疾病，该染色体中包含了β淀粉样前体蛋白基因。这一基础为唐氏综合征和阿尔茨海默病之间建立了联系。有人提出，多出来的21号染色体的存在会导致β淀粉样前体蛋白基因过度表达，从而导致老年斑的过度形成，这可能是阿尔茨海默病的最初致病因素（请参见第1章第1节）。实际上，唐氏综合征患者到30岁时，其大脑中似乎就可以看到老年斑和神经原纤维缠结。唐氏综合征患者在40岁时，几乎无一例外都有这些特征（Whalley, 1982）。但是，正如我们先前所见，在60岁以上的唐氏综合征患者中，四分之三没有痴呆症！因此，这类人患痴呆症的原因似乎还涉及其他因素。

然而，主流生物医学模式已经开始影响智力障碍（尤其是唐氏综合征）的治疗。已经进行的和目前正在进行的药理试验，都旨在测试某些"抗阿尔茨海默病药物"（多奈哌齐、美金刚、卡巴拉汀）对呈现痴呆症症状的唐氏综合征患者的效果（Goodman & Brixner, 2013）。同样，最近有人呼吁开发唐氏综合征中的轻度认知损害的评估方法和标准（Krinsky-McHale & Silverman, 2013）。最后，考虑到β淀粉样蛋白前体基因在唐氏综合征和阿

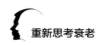
尔茨海默病中的共同致病作用，有人呼吁以公私合作方式建立唐氏综合征痴呆的痴呆症生物标志物研究（Ness et al.，2012）。

　　然而，有许多论点支持减少对智力障碍患者（包括唐氏综合征患者）采用痴呆症的治疗方法。在最近一项问题总结中，伊凡斯等人（Evans et al.，2013）指出多种风险因素（生物学、医学、心理学、与教育和生活方式有关的因素）是如何与痴呆症的发生建立关联，又是如何导致痴呆症在智障人士中有较高患病率的。研究者提到，除了遗传风险因素之外，还存在智力效率下降、（所有年龄段）受教育和参与刺激活动的机会减少、社会网络更加受限、脑损伤的存在（在智障人士中更常见）、情感创伤的存在（智障人士更经常遭受不同形式虐待）、饮食不均衡、缺乏体力活动和肥胖（智障人士常见现象）等影响因素。研究者还指出一些医学风险因素，其中较常见的是感官障碍（视觉或听力）、癫痫、胃肠道疾病、传染病、心脏病、呼吸道疾病、肌肉骨骼疾病、糖尿病、睡眠障碍或心理障碍（例如抑郁和焦虑）。

　　在诸多与健康有关的风险因素中，血管疾病（见第2章第2.10节）在普通人群患痴呆症的情况中具有特别重要的作用。在此背景下，德·温特等人（De Winter et al.，2012）发现，在荷兰的900名患有智力障碍的老年人（平均年龄61.5岁）中，有53%的人患有高血压，其中23%的人患有高胆固醇血症，13.7%

患有糖尿病和44.7%患有代谢综合征（包括腹型肥胖、高甘油三酸酯血症、低高密度脂蛋白胆固醇水平、高血糖和高血压）。需要特别注意的是，在进行这项研究之前，50%的高血压患者没有被诊断出患有智力障碍，45%的糖尿病患者也是如此，还有46%的高胆固醇血症患者以及94%的代谢综合征患者也同样没有被诊断出有智力障碍。

但是，应该指出的是，很少有研究来确定特定风险因素对智障人士痴呆症发展的影响。这可能导致这类研究引发了许多方法论问题：难以定义智障人士的痴呆症，难以评估认知和机能的减退（尤其是个人情况异质性明显），难以获得代表性样本等。

然而，艾斯本森等人（Esbensen et al., 2013）进行了一项有趣的研究。研究者对75名唐氏综合征患者进行了为期22年的随访（从1989年至2011年，2011年时这些参与者的平均年龄为51岁），以研究他们在日常生活的机能、行为和健康状况。此外，研究者在1989年至2000年，评估了这些患者父母的各种特征：抑郁症状、心理健康和他们与孩子关系的质量，以及这些特征在1989年至2000年的变化。接下来，他们研究了父母上述特征对唐氏综合征患者成长方面的影响。在考虑了这些问题的最初水平的情况下，研究结果表明，通过母亲抑郁症状的改善

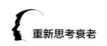

可以预测唐氏综合征患者较低水平的行为问题。同样，通过采取初步措施和改善母亲抑郁症状，可以预期患者具有更高的机能水平。针对母亲抑郁症状、父亲的心理健康状况、父亲与其成年子女之间的关系质量以及母亲的幸福状况采取初步措施，可以预测患者将拥有更好的健康状况。最后，痴呆症的发作，也还可以通过父母的特征来预测。

这项研究表明痴呆症的发生以及更广泛的行为问题还取决于唐氏综合征患者所处的社会家庭环境。后续研究须进一步确认这些数据，最好选取更大的样本，而且还应进一步探索引起以上各种关联的机制。除此之外，还要寻找最有效的方法，来告知和帮助这些家庭，进而改善唐氏综合征患者的衰老状况。

2.3 大脑老化和认知衰退的另一研究方法

越来越明显的是，阿尔茨海默病和更广义的痴呆症不是由特定的致病性因素（分子）引起的同质实体。它们表现出了由多种因素共同决定、相互影响且一生各阶段均可能出现影响的异质状态。此外，越来越多的声音要求改变对大脑老化和认知衰退研究的方法（参见Locke，2013；Arfeux-Vaucher & Ploton，2012）。

根据杰克·德拉托雷（Jack de la Torre，2012）的著作，可

以说，对阿尔茨海默病的研究已处于危机之中。他指出，在过去的20年中，阿尔茨海默病已成为大约73 000篇科学文章的主题，每天平均产生10篇文章。对他来说，这些文章中的绝大多数都没有什么科学意义。这一现象显然破坏了该领域研究的可信度。另一方面，不可计数的研究在推动对这种疾病的认识以及临床治疗方面的发展贡献甚微。这一事实清楚表明这样的研究方法是错误的。更具体地说，按照其他研究者的观点（参见第2章第1节），德拉托雷认为淀粉样蛋白级联假说的支持者由于不接受其他解释，阻止了寻找更有效解决大脑老化和认知衰退问题方法的可能性。

因此，他呼吁采取贝叶斯方法来解决大脑老化和认知衰退问题。根据这种方法，需要通过积累在不久的将来可能获得的最多证据或证据的概率，来确定一个假设的合理性。在众多假设中选择一种解释理论，需要考虑这将是最有可能解释现实或未来各种研究结果的理论。通过采用这种思维方式，德拉托雷认为，将阿尔茨海默病视作一种可治愈疾病，是现在我们需要摆脱的一种不切实际的概念。各类研究数据也倾向在预防方面加大力度。阿尔茨海默病的预防特别复杂，因为其状态具有异质性且由多种因素决定。根据德拉托雷的说法，有大量令人信服的数据表明，用于确定患阿尔茨海默病的多因素条件与各种

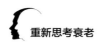

血管疾病风险因素（高血压、高血脂、动脉粥样硬化、心血管疾病）有关，这些风险因素会导致脑灌注不足（在老年人中已经非常常见），直至达到细胞不可逆损害的血流临界阈值。这个临界阈值可以在认知障碍出现之前的几十年发生，但通常是在高龄时检测到，因为在这个时候维持大脑细胞能量代谢和神经元活动所需的重要营养素（例如葡萄糖、氧气和微量营养素）出现明显的供应不足。其他生物因子（例如毒素、脂质或促氧化剂）也可以干预该过程。鉴于脑部血流与代谢需求密切，脑供血不足的出现破坏了这种耦合，从而导致逐步代谢不足，直至脑细胞功能受到不可弥补的损害。

在一篇题为《痴呆症中的阿尔茨海默病神话和生物标志物的研究》的文章中，荷兰研究人员和临床医生（Richard et al.，2012）还认为，仅把β-淀粉样蛋白和Tau蛋白病理作为阿尔茨海默病的致病因素加以关注，会导致忽视老年痴呆症的复杂性和异质性，并限制干预和预防新策略的发展。他们特别指出，除了脑内老年斑沉积和神经原纤维缠结（请参阅第2章第1节），大多数被诊断患有阿尔茨海默病的老年人实际上出现了不同类型的脑损伤（脑血管疾病、α-突触核蛋白病、海马体硬化等）。研究者也特别强调了脑血管疾病的高发率。在这种情况下，减少脑血管发病风险（例如严格治疗高血压）可以帮助延迟痴呆症的发作并减缓认知能力下降的进程。研究者指出了为什么必须考虑针对血管疾病风险因素的干预措施的时机。确实，痴呆症与高血压以及肥胖症和高胆固醇血症之间的关联似乎取决于年龄：50多岁时在出现这些血管疾病风险因素的情况下，患痴呆症的风险会更高，但随着年龄的增长，风险反而会下降甚至可能在生命的最后阶段逆转。相反地，糖尿病和痴呆症之间的关联似乎更加具有一致性，包括在生命的最后阶段。

克林格等人（Kling et al.，2013）则将范式转换应用在探究血管问题对痴呆症发作的影响。他们建议，首先应放弃对不同类型痴呆症（例如阿尔茨海默病、血管性痴呆症等）的分类方法，并采用综合方法，来在细胞和分子水平上理解特定病理生理机制及其相互作用。这些机制使得各种血管、内分泌和代谢风险因素，如血脂异常、高血压、血小板/止血/内皮功能障碍、胰岛素抵抗、炎症、压力等，均会导致痴呆症的表型和其神经病理学表现。此外，鉴于血管和代谢功能障碍中涉及系统之间的重要相互作用，他们建议采用系统的观点，开发出涉及老年人认知能力下降过程的动态和互动模式。以相关机制的高度相互作用特性为例，研究者首先回顾了表明高血压和2型糖尿病是认知功能衰退（痴呆症）的风险因素的数据（请参阅第2章第2.10和2.11节）。接下来，他们指出了高血压是如何与作为2型糖尿病

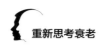

以及其他形式的血管疾病风险因素的胰岛素抵抗相关联的。这些其他形式血管疾病也可以单独影响认知功能衰退。此外，肥胖又同时是胰岛素抵抗、2型糖尿病和高血压的风险因素。最后研究者支持实施综合策略，以缓解风险人群的迫切需要，限制脑血管疾病对风险人群认知功能的影响。

从更广泛的角度出发，布雷恩和戴维斯（Brayne & Davis，2012）认为，阿尔茨海默病的病理生理过程明显不同于衰老过程的观点似乎受到越来越多的质疑。这一概念可能源于对诊断实体的物化趋势（也就是说，将其视为具体且稳定的实体），或源于与病原学因素相关的还原假设，抑或是与对实际人口代表性样本的纵向研究数量较少有关，因为大多数研究是针对志愿者、记忆诊所招募的人员以及在85岁以下的人群进行的，这极大地限制了所得结果的普适性。因此，布雷恩和戴维斯呼吁针对实际人口进行更多痴呆症研究。

同样的，陈等人（Chen et al.，2011）在一篇题为《科学的真理还是错误的希望？从衰老的角度了解阿尔茨海默病》的文章中提出了一个模式。从此模式可以发现痴呆症的根源在于平均预期寿命的增加。换句话说，自然衰老将在神经退行性现象中发挥重要作用。而神经退行性现象将成为生命最后阶段身体发生的变化中不可或缺的组成部分。此外，并非所有老年人都有痴呆症。因此人们不必追溯致病因素，而是需要寻找各种风险因素：老年阶段脑细胞的脆弱性使其在面对各种负面影响时更易受损，这些负面影响包括缺乏体力和认知活动、营养不足、社会孤立等。随着预期寿命延长，在生命的最后阶段，各种风险因素叠加，将会触发细胞死亡或放大神经退行性现象的负面影响。由于生活环境的可变性，这些风险因素的影响本质上可能具有概率特征。研究者补充说，其他问题也可能影响大脑老化，特别是血管和感染问题、脑外伤或基因突变的影响。因此，研究者将阿尔茨海默病视为一种在各种风险因素影响下，与老年有关的异质性状态。在这种情况下，干预措施不应以抑制致病过程为目标（像针对单一疾病的干预方式），而应该对风险因素进行确定（预防）并保护衰老的神经元。陈等人认为，这种方法只有在全民意识得到发展的情况下，才能取得实质性进展，尤其是获得优先资助。在这方面，他们证明了衰老领域的科学研究承受了怎样巨大的社会压力：恐惧会渗入到科学研究过程中，促使研究人员寻找有悖于科学真理的治疗方法。

赫鲁普（Herrup，2010）也提出了一种解释，认为导致阿尔茨海默病的最重要风险因素是年龄。随着年龄增长，脑细胞的结构复杂性和大脑的防御能力降低，大脑自然老化，以下三个关键事件将导致痴呆：①由于身体创伤、重大疾病或感染、血管损伤、代谢压力、与重大生活事件（例如亲人的死亡）相关的压力等各种问题诱发脑损伤；②脑损伤会导致慢性炎症，并会给已经因为年龄增长而变得衰弱的脑细胞增加额外且持续的压力；③脑细胞生理的重大变化，这将导致严重的突触功能障碍和神经元坏死。在较年轻的群体中，在没有诱发因素（尤其是遗传因素）的情况下，由起始事件引起的脑损伤可以通过自然的脑反应得到修复。脑部发展的机制本就如此（包括产生β-淀粉样蛋白，并随着年龄的增长自然累积）。另一方面，随着年龄增长，脑损伤的频率增加，导致大脑修复损伤的时间持续增长。正是这种持续反应（而不是最初的脑损伤）会引发导致患痴呆症的各种因素。这些因素包括β-淀粉样蛋白沉积循环（β-淀粉样蛋白刺激免疫反应，同时也进一步刺激β-淀粉样蛋白的产生）、细胞周期重启、突触功能障碍，以及最终导致神经元死亡。根据赫鲁普的说法，老年斑的存在，即使与大脑老化相关，也不是导致痴呆症的关键原因。换句话说，脑内老年斑的沉积被认为是一种不同于导致痴呆症的三个必要阶段的机制。他还指出，随年龄增长，大脑老化带来各类损伤，会导致大脑细胞的不同反应，从而导致不同的问题（痴呆表现）。此外，各种脑损伤可能共存（因此也会有各种脑部反应），这将导致各类问题表现并发现象（对应于传统上特别常见的混合性痴呆）。

科利尔等人（Collier et al., 2011）也提出了帕金森病的一种解释，认为导致黑质多巴胺能神经元正常衰老的各种细胞活动从根本上来说就是帕金森综合征发展的细胞活动。换句话说，这些细胞活动导致帕金森病前期脆弱状态。在遗传和环境因素（可能因人而异）的综合作用下，这一脆弱状态会加速严重化，进而导致了帕金森病的表型。另外，改变后的细胞机制，可以根据每个人的特定模式，以不同方式相互连接。在这种情况下，接触过抗精神病药、农药，以及头部外伤，均证明可导致帕金森病的发作（Foubert-Samier et al., 2012；Lee et al., 2012）。此外，头部外伤和接触农药似乎具有综合效应，超出了每个因素的独立影响。

总而言之，这些观点将阿尔茨海默病和其他神经退行性疾病在更普遍的大脑老化环境中重新融合。此外，这些观点考虑了改变这些"疾病"发展的因素的多重性和概率性，摆脱了针对每种"疾病"独有的病原过程的干预研究，相反地，在考虑到所涉及的多种生物学因素的情况下，确定各类环境和引发事件以及生活方式（即在预防方面进行干预）等风险因素，专门保护老年神经元。这些观念还将涉及根据每个人的特定问题来量身定制干预措施。

采用这种方法进行的研究应从连续性的角度考虑大脑老化

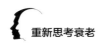

重新思考衰老

和认知衰退，而不再基于疾病类别（Walhovd et al., 2014）。某种程度上，各种因素（生物学、医学、心理、社会、环境）均可能影响特定认知区域的脑缺陷逐步和快速出现，且具体结果因人而异。所以，这些研究还应尝试以更精确的方式确定以上各种因素及其关系。

在更为严格的神经生物学领域，研究的关键是离开以小分子级联为基础的还原论方法，去探索其他假设，尤其是对神经生物学机制各种组合间相互作用的研究。毫无疑问，研究与大脑老化和认知衰退相关的某些生物标志物的预测有效性存在争议。这些生物标志物应该被看成是在一整套复杂的各类交互机制中的某些机制的综合表达。在或多或少表现出认知障碍的老年人身上，这些机制本身及其各种组合可以以各种方式出现。

此外，相比于大脑局部研究，大规模地研究一些影响大脑活动协调的因素可能更为实际。这些因素可能随年龄增长，导致在某种程度上逐步加速各种大脑网络内部和网络间的大脑活动协调（整合）能力的弱化，这种弱化可能伴随着多个领域的认知困难（Andrews-Hanna et al., 2007）。在这种情况下，尼尔（Neill, 2012）认为，阿尔茨海默病是自然衰老过程的结果。该过程与代谢效率的降低有关，且默认情况下最初会优先影响大脑网络内的连接性。经过适当的补偿响应阶段后，当补偿响

116

应不再适用时，衰老的初始过程将导致更广泛的机能障碍，从而影响其他高级机能网络。衰老最初的过程可能出现在任何一位老年人身上，但是其发展过程可能会有所区别（出现年龄、速度和严重程度）。这取决于一系列因素，例如遗传因素、生活方式（例如体力活动）、脑损伤的存在（例如头部外伤及血管损伤），甚至是受教育程度等。根据沃尔霍福德等人（Walhovd et al.，2014）的研究，默认大脑网络的特征在于其巨大的神经塑性潜力，正是这种特征使其特别容易受到一些因素（环境和内部因素）的影响。这些因素可能导致认知能力的下降。

但是，其他高级网络也可能是大脑老化问题的起点，不同网络会伴有不同性质的神经病变和心理功能障碍。从这一观点来看，在某种程度上，研究某些老年人的某些大脑网络（因人而异）的发展脆弱性将特别有意义。这种脆弱性可能与其他因素（生物学、心理、社会和环境）相互作用，在某些认知领域中表现为认知不足和进行性缺陷。米勒等人（Miller et al.，2013）的研究证明，老年人的发展性语言学习困难导致与颞侧萎缩相关的原发性进行性失语的发生率更高，发生时间更早、更孤立。最后，我们应该考虑老年人的代偿能力（大脑和认知可塑性），研究调节这种可塑性并因此导致个体差异的因素（Park & Reuter-Lorenz，2009）。

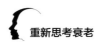
最后，应该注意，认知障碍是衰老固有的过程。布雷恩等人（Brayne et al., 2006）证明，尽管采取预防措施能够降低某个特定年龄患痴呆症的风险，即增加具有良好认知功能的平均寿命，但风险降低也将会延长寿命，因此就算是对于某些年龄段的人群，他们患痴呆症的风险较低，但之后出现重大认知障碍的累积风险仍然很高（90岁时痴呆症患病率占30%至40%）。换句话说，人口老龄化将导致死亡时患有明显认知障碍的人数增加。即使制订了预防计划也是一样。在下一节中，我们将看到某些与年龄相关的变化可能具有适应值。这将有助于改变我们对衰老的负面看法。

2.4　某些老年疾病是否可以适应呢?

伴随老化出现的变化通常被认为是疾病或退化，因此多以负面词语来形容。然而，衰老过程中出现的一些生物学变化，虽然被认为是负面的，实际上却可能有益于健康和长寿。它们甚至可能代表了与人类寿命延长相关的进化适应（Le Couteur & Simpson, 2010）。这些数据及其解释体现了另一种探讨衰老复杂性的方法。

人的衰老通常与氧化应激的增加、血压的升高、肥胖症和代谢综合征（及其组成部分，如胰岛素抵抗）的患病率增加，以及性激素和生长激素的循环水平的减少等有关。由于这些与年龄有关的变化被认为是有害的，也就是说改变这些变化就会增长平均寿命。然而，针对年龄非常大的老年人的多项流行病学和临床研究表明，事实并非如此。勒库德和辛普森将这些研究进行了总结。实际上，研究证明，提供激素和抗氧化剂补充剂会导致死亡率增加。同样，一些观察发现高血压、肥胖和代谢综合征的存在，常常给年迈的老年人带来有益结果。比如，老年人高血压的优点是，可以促进血液循环，解决衰老和血管疾病风险因素引起的与动脉狭窄相关的阻力增加问题。此外，根据勒库德和辛普森的说法，超重和肥胖是老年人常见的现象，它们储存了额外的能量，帮助老年人熬过一些可能会患上的严重疾病。这令人赞叹。研究还表明，超重甚至肥胖的老年人更有可能从心脏病或髋部骨折等疾病中恢复过来。因此，将老年人的体重指数（体重与身高之间的关系）设定在18.5至24.9之间的建议过于严格，而且以减肥为目的的节食可能反而对健康有害。从同样的角度来看，胰岛素抵抗（代谢综合征的组成部分之一）可能诱发细胞内热量限制的状态，也许热量限制会对长寿产生有益作用。最后，由于雌激素和睾丸激素补充剂可能会增加血栓形成和患癌症的风险，从而对长寿产生负面影响，因此性激素的下降是降低癌症与血栓形成风险的一种手段。

勒库德和辛普森报告中的研究并非毫无偏见和没有混杂因素（这两位作者在其他地方也承认过），因此其中的阐释需要我们谨慎考虑。然而，这些研究的结果与以下假设基本一致：选择可以积极地促进寿命延长到生殖期后的特征，即使这些特征在生命较早时期可能具有负面影响。相反，某些特征（例如性激素水平高）会在年轻的时候被选择，从而促进生殖，而这些特征会降低患有癌症和血管问题的更年迈的老年人的存活时间。选择也可能有一个中间阶段，即生殖期后到高龄前。在此期间，两种特征的有害后果相结合。因此，要特别注意的是，当这些变化在50多岁时出现，氧化应激、高血压、肥胖和代谢综合征对疾病风险的影响最大。

这些解释当然是推测性的。但如果人们放弃了认为随着衰老出现的变化必定有害的观念，那么我们对老年人的治疗态度也会发生改变。实际上，我们可以选择不治疗某些老年人的常见病，即使它们在年轻人身上可能是风险因素。

进一步推测的话，瑞赛（Reser，2009）曾说，随年龄增长而逐步出现的大脑与认知的变化可能是人体适应衰老过程中代谢减少（节省热量）的结果。它可能是自然选择的结果，以满足为寻找稀少食物来源而强加给我们那些以狩猎和采集为生的祖先的要求。这种适应性将归因于这样的事实：具有积累经验的年长觅食者将不需要与年轻觅食者相同的认知技能。这种代谢减少在大脑的部分（结合人类将大部分能量预算分配给大脑功能的事实）会表现为大脑代谢减少、选择性消除突触，以及更多地使用积累的和自动的（程序化的、无意识的）知识。

在平均寿命增加之前，新陈代谢减少导致各种行为问题（被人们贴上痴呆症的标签）出现之前，我们的祖先就已经去世（大约55岁）了。所以，就不需要自然选择来阻止适应性变化向出现问题的方向发展。换句话说，大脑老化与认知衰退（痴呆症）是与年龄增长相关的适应性变化发展的组成部分。而这种适应性变化发展在不够长寿的祖先中非常罕见。

这种进化的解释与以下事实相吻合：一些观察发现，在没有痴呆症的老年人中也出现了衰老带来的认知问题和大脑特征（见第2章第1节）。这种解释还符合这一情况：无论老年人的衰老过程是正常的还是有问题的，他均有一些保留能力（例如过程记忆、隐式记忆、自动处理、预先存在的技能等）。还应该指出的是，载脂蛋白E的 ε 4等位基因（最常与阿尔茨海默病相关的遗传风险因素）在非洲中部的俾格米人、南部非洲的科伊桑人、马来西亚和澳大利亚的原住民等中更为常见，他们就好像我们以狩猎采集为生的祖先一样生活和寻找食物。应该注意的是，

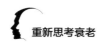

这种解释也使人们有可能了解痴呆症与代谢综合征（尤其是胰岛素抵抗）之间常见的并存关系：这种综合征有助于新陈代谢适应食物供应不足的情况。但在当今社会（或至少其中一些国家或地区）具有食物富足的特征时，便导致了肥胖和糖尿病的高发。

这些进化方法意味着与年龄有关的变化过去具有，今天可能仍具有适应性价值，这值得我们改变看待衰老问题表现形式的方式。这些表现形式与我们人类和人类特定的生活方式有着内在的联系（请参阅第1章第6节）。它们还促使人们更加关注保留能力，进而摆脱单纯的衰老即缺损的观点。

?

第3章

**临床实践与社会
融入措施的变迁**

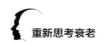

怀特豪斯（Whitehouse，2013a & b）在《阿尔茨海默病期刊》和《代际关系期刊》上并行发表的（为了在两类读者之间架起桥梁）一篇文章中，再次谈及了主流生物医学模式对阿尔茨海默病的局限性，并呼吁采取综合方法应对被其称为"与年龄相关的认知挑战"。这种方法将在生物医学观点（实际上指衰老的生物机制的复杂性）与心理学、社会、环境和文化观点之间建立平衡。它不仅特别强调代际关系和新教学机构的发展（这些机构助力终身学习、社区服务学习、公民精神和老年人的参与程度），还特别重视通过社会行动、环境和公共卫生措施，减少导致大脑老化和认知衰老的可变风险因素。该方法关键在于设计一个让老年人得到接纳的社会，即便他们患有严重认知障碍。这种方法使社会成员开始思考，即使在存在认知困难的情况下，老年人仍然拥有生命的潜力、身份和在社区中的地位：这是一个不分年龄，对所有人都有益的社会！如果怀特豪斯（Whitehouse，2013）采用"与年龄相关的认知挑战"是为了命名大脑老化和认知衰退的问题，那是因为挑战有时甚至可以成为发展的根源。

大脑老化和认知衰退的观念承载了影响因素的复杂性和多样性，并且将问题表现置于衰老这一更广泛的背景下。它让我们进行自我反思，并对我们正在面临或将要面临的与年龄相关的挑战作出贡献（Whitehouse et al.，2010）。它引导我们不要将世界上的人划分为患有阿尔茨海默病的人与未患有阿尔茨海默病的人，而是要思考：我们所有人都有着大脑老化和认知衰退相关的脆弱性。这可能有助于代际团结，并促进各类社会结构的产生。老年人，无论有何种问题，都能在其中找到目标并发挥应有的社会作用。换句话说，这种观念将痴呆症视为一种生活经历。它将改变人们对世界的感知。在这段经历中，人们可以进行学习，且存在个人发展的潜力。在这里，通过个性化的帮助和环境影响，以及护理伙伴的照料（而不是照护者），人们可以维持生活的幸福感和自主权（Power，2010）。

这种观念使我们以不同方式思考对老年人认知功能障碍的评估方式，通过整合多种因素，考虑评估结果的公布方式，而不是将人分为几类，仅仅给出退化诊断、病理诊断和污名化诊断。这种观念还应促进干预措施的重新平衡，从而更注重预防工作。这种预防工作的目的是延缓或减少大脑老化和认知衰退问题的表现。它也可以平衡个性化的社会心理观点。这些观点旨在改善生活质量与完成日常活动，还有压力管理、自尊、个人连续性等。最后，还应在社会和政治层面（在不同领域：生活环境、社会结构、社会和卫生政策）采取行动，以促进老年人的社会参与程度、人际关系（特别是代际关系），保证人人有权享有预防措施和援助手段并减少孤独和贫穷等。

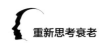

　　这些措施的目的是提高和加强老年人的潜力，顾及老年人的观点和愿望，方便他们参与公民活动，破除对他们的孤立并使他们尽可能长时间地保持健康、自立和幸福的状态。采取这些措施的方法主要是发展本地社区与市政服务、协会、长期照护机构、家庭医生等直接相关的干预措施和社会结构。所以，关键在于考虑在更广阔的生活环境中解决个人问题，而不再让老年人独自面对，或几乎不抱希望地面对诊断结果的发布，而且诊断往往还与各种可怕的后果相关。

　　在真正考虑老年人的复杂性和个体性的基础上，开发出另一种对待大脑老化和认知衰退的方法，不仅将面临文化和意识形态上的多重阻力（这种阻力深深地扎根在永葆青春的幻想中），还有怀特豪斯和乔治所称的"阿尔茨海默帝国"的权威，包括其医学、科学、政治、工业和协会等方面。尤其要注意的是，各个阿尔茨海默病协会或至少其中一些协会，对主流生物医学模式相当推崇。这就涉及一个重要的问题：相对于大众以及政治和社会机构，这些协会通常是这种生物医学模式的担保人。而且不应忽视某些"阿尔茨海默病专家"与制药实验室之间的密切利益关系。

　　在下一节中，我们将通过直接证据，来证明改变老年人认知障碍的处理方式非常必要。

3.1 阿尔茨海默病之国的旅行

在2011年5月《痴呆症》杂志上发表的一篇名为《阿尔茨海默病之国的旅行》的社论中，曼彻斯特大学心理学家和名誉教授彼得·米特勒（Peter Mittler），讲述了他在76岁时被诊断患有阿尔茨海默病的个人经历。这篇社论让我们中的一个人（马希尔·范德林登）产生了特别的共鸣，1976年他在（曼彻斯特大学的）海斯特·阿德里安智力障碍人士学习过程研究中心（Hester Adrian Research Center for the Study of Learning Processes in the Mentally Handicapped）工作时，当时的导师正是彼得。

抛开个人情感，这篇社论在我们看来很好地说明了主流生物医学界所采用的诊断方法的不足以及进行其他实践的必要性。彼得76岁那年，去了一家记忆诊所，因为他和他的妻子对自己越来越多的记忆问题有些担心（例如没有买对东西带回家、忘记关灯、计划行程时效率较低）。他指出，"坐在桌子另一边"的经历对他来说似乎有点奇怪，因为他接受了一些自己以前作为临床心理学家使用过的测试。而且在以前的临床实践中，他对这些测试并不完全满意，因为它们提供的信息显然并不总是与人们在日常生活中可能或无法实现的目标相对应。

他的测试结果表明，大多数认知功能正常或优于正常，但

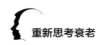

涉及词汇或图像序列回忆的任务除外，这并没有使他感到惊讶，因为他总是在记忆类游戏中被自己的孩子们打败。但脑部扫描结果显示，脑萎缩程度超过了他的年龄应有的水平。在考虑了所有这些因素之后（因素中也包括彼得妻子的担忧），专科医生得出结论：测试数据倾向于给出非常轻度的早期阿尔茨海默病的诊断结果。要想真正确定这个诊断的精确性，只能通过解剖验证是否存在脑内老年斑沉积和神经原纤维缠结。

幸运的是，彼得和他的妻子预期中的恶化情况并没有出现。在诊断后的4年，测试结果和脑部扫描结果都没有出现进一步恶化。彼得甚至说，自从他退休并不再担任教授以来，他的精神生活质量有了很大提高。而且，最近他获得了意大利语普通中等教育证书A+等级，并于2010年出版了自传，题为《思考全球化，实践本地化：个人之旅》（*Thinking globally acting locally: A personal journey*）。最近，劳特利奇出版社（Routledge）请他把其50年大学教学期间的出版物整理成书，并撰写一篇描述他工作和思想演变的引言。此书得到了该领域的3位专家和编辑委员会的积极评价。作品于2013年出版，标题为《克服排斥：通过教育实现社会公正》。

对于彼得和他的妻子来说，无法辨别衰老和阿尔茨海默病孰因孰果。他说，最近在意大利，他忘记及时开走自己的车，最后发现被早市摊位包围得无法移动。真正让他感到困惑的是，那天早晨他在这个早市上被迫待了很长时间，但却并没有想起自己忘记在前一天晚上挪车的事情。但是，他指出，不能因为这一事件就给他的大脑机能盖棺论定：在过去的8年中，他一直按时挪车。在自己的日常机能与智力机能维持不变的情况下，彼得请之前为自己做出诊断的医生想象一下，假设在一桩犯罪案件的场景中，这位医生作为专家要对彼得的行为做出有利的干预：他将用什么数据来支持他的诊断，以推翻另一位专家的判断——认为彼得完全有能力为自己的行为负责。医生坚持自己的诊断，并告诉彼得，他病情没有恶化的原因是他有很多认知储备，而且相信最近4年服用的安理申（Aricept，抗阿尔茨海默病药物）起到了功效。这位专家丝毫没有质疑他的诊断和他的处方是否合理，显然也没有考虑到（或者不管怎样，告知彼得）有多种因素可能影响老年人大脑结构和记忆力，而且老年人的认知轨迹具有明显的异质性特点，再者，目前缺乏临床证明，确定"抗阿尔茨海默病药物"的实际疗效。

当彼得与他人谈论他的诊断时，大多数人都表示怀疑，并描述了更严重的个人困难的例子。但是，正如彼得所指出的那样，这种态度对那些努力想接受诊断的人毫无帮助。在医生对他宣布这一诊断结果后，他开始关注痴呆症领域的研究进展。

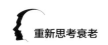

他参加了彼得·怀特豪斯的演讲，并阅读了他与丹尼尔·乔治所著的《阿尔茨海默病的神话》。作为前研究人员，彼得承认研究的重要性，但是，作为被诊断患有阿尔茨海默病的人，他对生物医学研究优先于那些可以帮助改善痴呆症患者（尤其是长期住在照护机构的老年人）日常生活和提升幸福感的研究表示质疑。他还感到遗憾的是，痴呆症世界（特别是阿尔茨海默病协会）将自己封闭起来，独立于更广泛的精神障碍世界，而后者可能会带来很多有用的信息。为此，他最近致信痴呆症问题小组（All-Party Parliamentary Group on Dementia）[①]，指出新的联合国《残疾人权利公约》（英国批准）是一次加强立法和政策的机会，可以促进残疾人（包括认知障碍老年人）的基本人权。最后，他强调有必要让患有痴呆症的老年人发声，让他们表达自己的愿望和喜好。

其他被诊断为痴呆症的人的其他特定轨迹也值得介绍。有些人诊断后情况朝积极方向发展，几个月后的重新评估结果已经不再符合已有的诊断情况。因此，费舍尔等人（Fischer et al.，2011）报告了三例可逆性阿尔茨海默病的诊断，这些诊断是在专门针对阿尔茨海默病风险因素人群的大型纵向研究框架内

---

① 英国多党团体，主要由全科医生组成，其目的是使议员意识到痴呆症的问题，并影响立法者以改善痴呆症患者及其家人的生活。

进行的。这三人在诊断时均未患有抑郁症或未曾服用过抗抑郁药，并且经过仔细的临床检查已排除了可逆性认知能力下降的其他原因。然而，在宣布诊断结果后，他们都极大程度改变了自己的生活方式。

其中一个案例是这样的：当事人是一位女士，参加研究时她76.1岁，简易精神状态评分为29/30。到81.1岁时，她的分数已降至25/30，而且所有情节记忆测试分数又下降了2个标准差。磁共振检查还发现其内侧颞叶萎缩的增加以及皮质颞叶萎缩，这导致了疑似阿尔茨海默病的诊断。这位女士对此诊断十分恼火，也彻底改变了她的生活方式。她开始写日记（并最终发表），开始重拾手风琴演奏，结识朋友，拍照，看书和看报，每天散步和从事园艺。30个月后，当她83.6岁时，她的记忆力得到改善。简易精神状态评分恢复到29，尽管内部颞萎缩仍在持续增加。

这些案例描述显然不能证明生活方式的改变改善了认知功能。但是，这些观察结果表明，应该开展研究，以便一方面证明痴呆症诊断后的积极改变生活状态的客观性，另一方面更好地了解促使这种情况发生的因素。此外，这几例案例和小组研究同时强调了被诊断为痴呆症的人的病程发展的显著异质性（参见第2章第1节），它们清楚地表明，需要深刻改变向当事人宣布

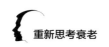

诊断（认知检测和神经影像）结果的方式。

像彼得·米特勒以及费舍尔和同事们描述的案例中的人，尽管他们被诊断患有阿尔茨海默病，却仍能够积极地生活并充分参与社会活动。但他们以外，有多少人（及其亲属）一下就被诊断击溃。这些诊断确实是根据标准得出，我们无法再质疑，但是它们随之带来了各种负面后果：污名、焦虑、沮丧、羞耻、家庭关系发生改变、社会孤立、遵守与这些分类带来的负面刻板印象、精神药物摄入的增加等。但是，还存在另一种行为方式，我们将在本章的其他节中描述。

3.2　早期诊断痴呆症：停止痴呆症的医疗化！

在第2章中，我们展示了在越来越多的痴呆症早期诊断方法的背景下，采用轻度认知损害（MCI）的概念以及使用生物标志物，会导致不合理的衰老病理化情况增长，并伴有与其相关的所有负面后果。

4位老年医学、流行病学和公共卫生领域的专家，勒库德（Le Couteur）、杜斯特（Doust）、克雷赛（Crasey）和布雷恩（Brayne），于2013年发表在《英国医学杂志》上的一篇文章中，明确质疑公共政策中鼓励性筛选"痴呆症早期"状态的措施，指出这些激励措施并没有基于经验数据，忽略了可能与之相关的危害。在这一标题非常直白（《太多的药物。筛查痴呆症前期的政治动力：并非基于证据且忽略了诊断的危害》）的文章中，作者们从观察到的事实出发，即当时的政府政策要求对痴呆症和轻度认知损害进行系统筛查。美国医保覆盖的年度体检中包括了对认知障碍或任何可测量的认知能力变化的检查。英国政府宣布将补贴全科医生（每个诊所每年约4 200欧元），专用于评估75岁以上老年人及60岁以上风险人群（已患血管疾病或糖尿病）。英国政府还保证，在每个中型和大型城市都设立记忆门诊，主要是为了提升早期诊断能力。如我们所见，早期诊断的重点是基于这样的假设，即痴呆症病程会发展，在症状还未出现（临床前阿尔茨海默病）或程度较轻时，治疗会更加有效。

勒库德和同事们指出轻度认知损害和生物标志物的诊断预测有效性较弱，这一点我们在第2章中也有提及。此外，他们还明确说，并没有针对大量人群进行的研究来表明生物标志物与痴呆症（或潜在的神经病理学异常）之间的关联足够牢固，足以支撑其在临床实践中的应用。他们补充说，鉴于他们所提供的有关认知能力下降的预测和发展的信息具有不确定性，因此使用轻度认知损害和生物标志物的概念来进行早期诊断实际上并不合理，即使这能让老年人在了解情况的前提下为自己设定

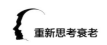

未来计划。还有，虽然进行早期诊断能让人们从药理学治疗或认知干预中获益，这也并不能证明早期诊断的合理性。而且实际上没有药物可以阻止痴呆症的发展进程，或者对被诊断患有轻度认知损害的人有效，特里科等人（Tricco et al.，2013）的元分析，证明了胆碱酯酶抑制剂和美金刚不能改善被诊断患有轻度认知损害的人的认知能力或功能（另请参阅Cooper et al.，2013）。此外，目前尚无可靠的数据表明认知训练可以降低认知正常的人出现认知障碍的概率，或被诊断患有轻度认知损害的人发展为痴呆症的概率（参见第3章第3节）。最后，值得注意的是，根本不需要轻度认知损害的诊断或者生物标志物所提供的信息，就可以鼓励人们采取预防措施（与血管疾病风险因素、体力活动、社交活动、认知刺激活动、减轻压力、减少刻板印象的影响等），从而延缓和/或减轻大脑老化与认知衰退的问题表现。这种早期诊断除了没有带来有益效果的事实外，轻度认知损害患者使用胆碱酯酶抑制剂和其他药物还可能诱发各种有害作用，例如胃肠道和心脏疾病（Tricco et al.，2013），并支出一笔可观的费用。早期诊断的探索也是如此，它的费用昂贵，还可能带来（身心的）痛苦和污名化。此外，正如勒库德和同事们指出的那样，对于许多患有多种并发症的老年人来说，痴呆症是生命最终阶段的一部分（Brayne et al.，2006），预防措施就显得无关紧要了。从这个角度来看，专注于阿尔茨海默病的早期诊断可以将注意力和资源从老年人的当前需求转移到生活质量、并发症和临终关怀方面。

应当指出的是，早期诊断的扩展有助于提升参与筛查测试和早期诊断开发的公司利润和药物（和保健品）营销利润。这些药物（和保健品）用以维持老年人认知功能。早期诊断还为专门研究痴呆症的临床医生提供了工作机会（看看最近几十年来记忆门诊数量）。勒库德和同事们描述说，一些制药企业赞助了一项研究，随后一群专家要求英国政府提供经济奖励，以提高痴呆症的诊断率。这些制药企业还资助了"七分钟痴呆症筛查"的开发和销售，最后，他们获得了18F-florbetapir的许可，这是一种放射性成像示踪剂，用于测量大脑中β–淀粉样蛋白斑的密度。最后，研究者在报告中说，英国的许多全科医生都在平板电脑上使用简化版的神经心理学测试应用，这一应用在二级医疗保健背景下具有效力。但是，该版本未在一级医疗保健背景下得到验证，也不存在旨在检查此类测试结果的转化研究。

勒库德及同事在文章结尾指出，政客、协会、学者和临床医生希望痴呆症被更多人看见的愿望是可以理解的。但是这样一来，我们就面临着卷入"反对痴呆症战争"的风险，这是我们并不想要的。实际上，大约一半的认知障碍测试结果乐观的

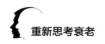

人拒绝接受后续的诊断评估，这多是出于对与该诊断相关危害的担忧，种种危害包括失去承保范围、失去驾照或工作、焦虑和沮丧、污名化以及对财务或家庭关系的影响（Justiss et al.，2009）等。此外，英国的全科医生公开表示反对筛查和过度诊断（Brunet et al.，2012）。英国国家筛查委员会、澳大利亚皇家全科医生学院领导层和美国预防服务工作队均不建议进行痴呆症和轻度认知损害筛查。最后，研究者认为，为增加接受痴呆症和早期痴呆症诊断的人数所做的努力，应更多地集中于预防，尤其是减少吸烟和肥胖，这是目前已知的会增加50岁时患痴呆症的风险的两个因素。他们还指出，分配给早期诊断的资源，比用于改善老年痴呆症患者的护理和生活质量（非常必要）相关的所有资源要到位得多。

3.3 认知刺激、认知训练或认知恢复

认知刺激被越来越频繁地视为某种程度上与衰老相关的认知障碍的可能反应之一，无论是出于预防（增加认知储备）目的，抑或是为了推迟或减缓这些障碍中最成问题的问题发生。但是，应该指出的是，这一词语所涵盖的活动通常定义不清。为了澄清说明，克莱尔和伍兹（Clare & Woods，2004）区分了

三种类型的认知干预：

— 认知刺激或参与一系列活动和讨论，通常是成组进行（例如回忆、小组游戏、对感兴趣主题的讨论等），目的是全面改善心理和社会功能。

— 认知训练或在指导下完成任务（以小组或个人形式；用计算机或用纸笔）。这些标准化任务通常可以根据难度等级反映特定的认知过程。

— 认知恢复（康复）或个体化方法，目标是识别出与自身和日常生活的联系；治疗师与当事人及亲属一起制定旨在实现这些目标的策略，并利用当事人的保留能力、优化因素和补偿手段来进行治疗（请参阅第3章第4节）。

这三个术语（认知刺激、认知训练和认知恢复）经常互换使用，尽管它们显然是非常不同的方法。

认知刺激和认知训练得到显著支持。例如，在2011年，法国建立了国家认知刺激专业知识中心（CEN STIMCO）。根据《国家认知刺激专业知识中心使命宣言》，其目标主要包括"支持和开发与认知刺激有关的应用程序和技术解决方案，提供满足认知刺激市场需求的产品，加强学术界、医学界和业界的合作，加强就业和社会经济环境以及通过与世界各地的伙伴关系建立认知刺激、认知优化和弥补认知参与缺乏的计算机系统开发方面的创新研究和业务合作。其目标还在于保障充足经费和资源高效利用，使有残疾或有残疾风险的人不受年龄歧视的影响，能使用认知刺激的信息化系统，并致力于认知刺激解决方案的规范化和标准化。"

　　要在不同应用领域（临床和非临床领域，比如在企业界）推进对认知的优化或补偿，显然要求信息化工具或技术解决方案的普遍适用和便于商业化。为此，国家认知刺激专业知识中心与许多公司和专业人士（医生包括神经学家、老年病学家、精神病学家、医院从业人员，心理学家和神经心理学家、职业治疗师）建立了合作关系。这个机构及其研究目标常被质疑。特别是，人们可能会质疑这样的机构容易导致在企业家、研究人员和临床医生之间出现利益冲突。此外，国家认知刺激专业知识中心本身的任务之一就是创建标签。该标签存在很大的风险，它鼓励交钥匙工程方式的干预方案，而不是针对个人困难进行干预。使用该措施就会从中获得经济利益。最后，我们还必须研究与这种认知刺激方法相关的哲学问题、文化问题和社会问题（请参阅第1章第4节）。

　　国家认知刺激专业知识中心的创始成员是法国的6所大学和医院兼大学。它的创立，在我们看来，与大学目前的发展完全步调一致。洛桑联邦理工学院材料物理名誉教授李贝罗·祖皮罗利（Libero Zuppiroli）在一本书中对此有详细的描述。书名为《大学泡沫，我们应该追求美国梦吗？》，内容丰富且幽默。祖皮罗利在这一作品中展示了大学是如何按照2002年美国国家科学基金会报告的指导方针开展具体活动的，摘录如下："基于对结构和行为的全面理解，从纳米尺度到人类发现的最复杂系统——人脑……我们处在了科学和技术领域新复兴的关口。这些融合技术领域的长足发展，将同步提升人类各方面能力和国家生产力创造潜力。以下是一些我们可以预期获益的例子：工作和学习效率的提高、个人感官能力和认知能力的提高、全新的制造方法和产品、医疗领域出现革命性的变化从而提高个人和社会效率、高效的通信技术（包括直接的脑对脑交互）、改善人机界面（包括满足工业和个人需求的神经工程）、增强保留能力、通过NBIC工具［纳米（Nano-）、生物（Bio-）、信息（Info-）、认知（Cognitivo-）］实现可持续发展，最后还有减缓老年人身体和精神衰弱的速度。"

由此，我们窥见一种以效率、效益、竞争力、个人主义和认知至上为焦点的研究观念和世界观。这个世界里没有脆弱、局限、差异、社会和文化背景、社会参与等概念的容身之地。这是一所金光闪闪的大学，我们只行动，不思考。"我们向媒体宣布研究人员……即将实现的所有奇迹，……尽管研究还没出

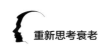

成果，我们不得不在广受重视的期刊上发表。"这里的教授像
"企业经理"一样，他们将大部分活动用于拓展人脉、筹款、营
销和管理。这里的一切都靠跨国公司（尤其是制药公司）的资
助供养。祖皮罗利指出了另一种对大学的构思：一所大学，教
师和研究人员"背负了所有技术科学家不可避免要面临的社会
责任"；一所大学，"提出了批判精神，解放了言论和思想，跨
过了纳米科学、生物技术和认知科学的模式和道路"；一所为
了建设少一些个人主义的世界而设立的大学（"在这里，需要
学习一起做事并更好地共享资源"），在这里培训学生，使他们
"准备好承担自己的责任，面对种种困难，依然斗志昂扬地建
设未来"。

当人们对着神经科学（认知、情感或社会），新技术以及
产研结合等影响了老龄化领域的方方面面高唱赞歌时，我们比
以往任何时候都更需要认真审视和批判性反思。在这种背景
下，乔治和怀特豪斯（George & Whitehouse，2011）分析了所
谓的"大脑健康技术产业"（brain fitness technology industry）。
首先，他们揭示了在这一产业催生的各种数字产品（视频游戏、
计算机程序、手机程序等）背后存在怎样一个庞大的金融市场。
对于快迈向60岁的"婴儿潮"一代来说，他们正是其中某些产
品的受众。此外，作者们还展示了这个市场是如何打造一种语

言，包括新词（"神经运动"），以便灌输理念，如这一代技术产品可以促进突触和树突生长，并改善认知功能，就像体育锻炼（"有氧运动"）可以改善肺部和心血管健康一样。此外，据乔治和怀特豪斯说，诸如神经可塑性或认知/大脑储备等概念的使用，为这些产品提供了一个科学基础，给大众灌输这样的概念，即这些产品真的能够从物理层面在分子水平上影响大脑。但是，正如我们上文已经提到的（请参阅第1章第4节），这实际上是一种对大脑的盲目迷恋，必须不断地对其进行刺激、滋养，重新连接和重建。这个产业融合了理性、认知、记忆、敏捷思维等价值观，并坚定不移地相信科学和技术能够产生有助于人类福祉的创新产品。技术性脑保健产品还受到自由主义原则的影响，建立起个人至上的道德价值观念。每个个体被认为与生俱来具有自我满足和个性保护的内在倾向（自由主义的基本原则），而无视人性更为广泛存在的群体需求。脑健康技术产业的产品也受到新的意识形态的影响，它催生出了个体原子化概念。个体通过市场消费行为，可以获得在其中生存的完整性和身份。尽管出现了一些鼓励社交合作和人际关系的科技产品，但大多数科技产品都是作为一个个在个人电脑、个人视频游戏机、掌上电脑（PDA）或手机上的独立应用进行售卖。

认知训练（针对特定认知领域或多个领域的视频游戏或计算

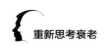
机程序）对无痴呆症老年人的认知功能有效性已成为越来越多研究的主题。正如乔治和怀特豪斯（George & Whitehouse，2011）以及帕克和比绍夫（Park & Bischof，2013）所指出的那样，认知训练可以改善老年人在受过培训的任务上的认知表现（在某些情况下，可以维持很长时间）。但是，几乎没有证据表明，这些有益效果可以转移到未经培训的任务上，至于能够证明可以转移到日常情况的数据就更少了。另外，认知训练对轻度认知损害患者的有效性也基本如此（Reijnders et al.，2013）。

总体而言，该产业大肆宣传其"大脑健康"科技产品的优点，正是对还原论的强化。但是该方法忽略了人的一生中影响认知功能的多种因素。这也很可能导致针对不同因素的预防干预措施的延缓。根据帕克和比绍夫（Park & Bischof，2013）的研究，参与有意义的社交活动和"有挑战性的"（需要持续的认知努力）娱乐活动，在某种程度上可能比计算机程序更加有效。老年人可以长期参与这些活动，它们是快乐的源泉。此外，这种参与的过程，不仅可以通过激活各种认知过程来优化他们的认知功能，还可以通过其他心理和社会因素来优化他们的认知功能，例如个人效率感，或减少与衰老相关的负面刻板印象等。同时，它在社交互动、动机和生活目标感方面也具有有益作用。正如我们前文所探讨的（第2章第2.4和2.6节），许多流行病学研究都强调了参与有意义的认知刺激活动有利于减少与年龄相关的认知衰退和痴呆症的出现。但是，这些研究中数据的相关性无法得出确切结论，来证明其与参与这类活动的因果关系。

一些干预研究发现，参加社交和"有挑战性的"的娱乐活动具有有益效果（尽管效果有限）。卡尔森等人（Carlson et al.，2008）研究了让老年人参加志愿项目（体验团项目）的效果。该项目旨在帮助小学生阅读，建立和管理学校图书馆，并向孩子们讲授解决冲突的策略（在校内外）。志愿组中的参与者（70名）接受了专门的前期培训，然后项目实施了一个学年，每周15小时。比较组中的所有58位参与者都被分配到了等待名单中。与参与项目前的评估结果相比，参与该项目的4、6、8个月后的评估结果显示，志愿者组的记忆功能和执行功能有改善的趋势（考虑到参与项目的持续时间）。此外，卡尔森和同事们（Carlsson et al.，2010）确认，受教育程度较低且认知功能较弱的老年人，在参加了6个月的体验团项目后，执行功能得到了改善。这项研究还表明志愿者们的左前额叶区域以及前扣带回皮质的大脑活动增加。帕克和同事们（Park et al.，2007）也从符合"生产性参与"条件的老年人（每周15个小时，为期3个月）身上获得了数据，相比"接受性参与"状态的老年人而言，这些数据具有积极

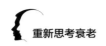

意义。"生产性参与"的条件包括学习新的任务（制作棉被、数码摄影或两者兼有），它们涉及工作记忆、运动技能、推理和社会挑战，而"接受性参与"由社会刺激活动组成，几乎不需要什么新知识。结果表明，"生产性参与"条件改善了人在情节记忆中的表现。

此外，在对文献的系统回顾中，阿吉尔和同事们（Aguirre et al.，2013）证明了（集体或个人）认知刺激对老年痴呆症患者的认知具有积极影响（这一效果可维持3个月，与胆碱酯酶抑制剂的处方无关），还有益于生活质量、自我评价的幸福感，以及工作人员评估的沟通和社交互动。但研究未观察到认知刺激对情绪状态（自我评价或他人评价）、日常活动（基本的和更复杂的）或行为问题的影响。应该指出的是，阿吉尔等人查验的所有研究的质量在方法论角度上都是薄弱的。此外，泰克（Thacker，2012）提到，所观察到的对认知功能、生活质量、幸福感以及工作人员评估的沟通和社交互动的有益影响，至少有部分是受到拥有目标感和社会参与感相关的安慰剂心理效应影响。实际上，在阿吉尔等人查验的研究中，对照参与者仅进行了日常活动，这通常意味着相对不活跃或相当常规的活动。然而，认知训练项目涉及在关系支持（与治疗师或同伴）背景下对帮助的期待和愉快经历。因此，在对相关条件缺乏适当控制的情况下，泰克假设：认知训练项目产生有益效果可能仅仅是因为这些项目让生活有了目标感。因此，小组形式的项目、建立人际关系和出现照顾他人的可能性，这些因素被认为与改善认知功能和增加幸福感相关。

此外，在对11项随机对照试验的元分析中，巴哈–富克斯和同事们（Bahar-Fuchs et al., 2013）没有发现认知训练对患有早期阿尔茨海默病或血管性痴呆症的人的认知功能和日常活动有积极影响。还要注意的是，乌恩凡扎格和同事们（Unverzagt et al., 2012）最近表明，一项认知训练项目（先进认知训练Advanced Cognitive Training，ACTIVE）并未影响其5年随访中收集到的痴呆症的发生率。

总体而言，我们认为一般的认知训练项目（即以相同方式向所有痴呆症老人实施的项目）不会对老年痴呆症患者的认知功能、日常活动、情绪状态和生活质量产生有益效果，也不会对他们的看护亲人的心理状态产生积极作用，原因如下：一方面，这些人在日常生活中遇到的认知障碍是由多种因素决定的；另一方面，这些日常障碍的性质以及造成这些障碍的机制因人而异。因此，应根据他们的具体障碍和他们所处的环境，为这些人量身定制心理干预措施。

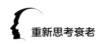

3.4 以其他方式进行评估和干预

采用另一种看待大脑老化和认知衰退的方法。该方法考虑到了与大脑老化和认知衰退问题相关因素的多样性和异质性，同时改变了理论范式和研究方法，也改变了临床评估和干预措施的实践情况。

特别是，这种方法应该使神经心理学评估发生重大变化（参见Van der Linden & Juillerat Van der Linden，2014）。实际上，由于痴呆症（神经退行性疾病）的认知和社会情绪表现的异质性，以及在不同类型疾病之间观察到的重叠情况，使得通过神经心理学检查来鉴别诊断（即确定这些疾病的独特认知迹象）或进行预测（即预测认知障碍的后续发展），总体上缺乏合理性。然而，神经心理学评估的目标始终是识别老年人是否出现了认知、社会情感和机能方面的障碍，了解其性质并跟踪其发展。考虑到在个人、家庭和社会层面上主要面临的与识别大脑老化和认知衰退问题（痴呆症）相关的挑战，该评估应有足够的时间了解老年人和其亲属的所有可能与观察到的变化有关的因素。

此外，这种探讨大脑老化和认知衰退的不同方法，应该更加重视以优化老年人的生活质量、幸福感为目标的个性化心理和社会干预措施，并且更加注重以延缓大脑老化的问题或降低其影响为目标的预防性干预措施。在这种情况下，神经心理学评估的其他维度也是必不可少的：探索出现障碍的老年人（及其亲属）的经历、确定可能需要预防的风险因素、了解日常生活中问题的性质，以便提供社会心理干预，并确定这种干预的具体目标。

这一评估必须基于其本人的观点，而不仅仅是其亲属的观点。实际上，已有研究发现，被诊断出患有轻度至中度痴呆症的人有能力对其健康状况、生活质量和接受的护理质量做出有效评价（参见Beer et al.，2010；Mak，2010）。重要的是，老年人进行自我评估的方法应适合其特定的认知困难。

更关键的是要选用一种能够系统阐释解析个人综合心理的评估方式（案例的拟定），完整考虑到不同类型的心理过程（认知、情感、动机、关系），识别社会因素、生活事件和生物学因素的可能作用。该评估过程非常适合在心理模式的环境下进行，该模式认为生物学因素、社会因素和生活事件可能通过对不同心理过程的共同影响而导致心理障碍。换句话说，根据该模式，心理过程被认为在生物学、社会、生活事件等因素之间以及在各种心理问题之间承担调解作用（Kinderman，2005；Van der Linden & Billieux，2011）。

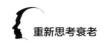

以不同的方式看待神经心理学评估的结果公布也很重要，更广义地说，进行临床实践的探索十分重要：结果公布时不能将出现认知功能障碍的人归类在"生命末期疾病"里。相反，它应该重视当事人与他人的相同点，并关注他的保留能力。更确切地说，这种方法只是告知老年人，他在某些方面存在困难，但是衰老就是不可避免地伴随这种类型的困难，即使这种困难的严重程度存在个体之间的差异。即使他在某些方面比其他老年人有更多的困难，但他也有自己的保留能力。另外，当事人将被告知，困难的发展是不可预测的。这种发展存在很大的个体差异，并且他的困难及其发展会由各种因素决定。我们还应告知他，即使出现认知障碍，一个人仍然可以生活得很好。我们可以保持活力和存在感，可以在社会中占有一席之地并发挥自己的作用。我们还将告诉他，有一些简单的方法可能可以减轻他的认知功能障碍的影响并减缓其发展进程，其中一个方法是保持与社会的关系，继续按照自己的方式进行有益的社会参与，而且经过适当的社会心理干预也可以帮助他提升生活质量和幸福感。如果他提问："我有阿尔茨海默病吗?"，一种回答的方法是，我们不以这种方式看待事物，也不认为老年人的认知与机能问题可以通过简单原因引起的"疾病"来解释。他还将被告知没有任何奇效药物。所以，他必须放弃那些药物可以带来奇效的幻想，并从医生那里明确了解药物的实际功效和副作用。这样的结果公布当然会遇到阻力，这主要因为主流生物医学界对人们的信念和态度产生了重要影响。但在临床经验中，在给前来咨询的老年人传递信息的过程中，这种临床方法的改变，大多数情况下是积极的。人们表示这为他们打开了新的视野。

需要承认的是，根据传统医学诊断标准中概括的评估概念在老年人的医疗保健筹资和报销方面产生了问题。但是，正如怀特豪斯和乔治（Whitehouse & George, 2009）所指出的那样："我们不应让权给保险公司，让他们来决定我们的医疗机构要向老年人和其周围的人讲述什么样的故事。"换句话说，我们应该有能力开发出考虑到大脑老化与认知衰退的复杂性和细微差别的其他类型的帮助需求指标和干预指标，并保证所有老年人都能获得优质护理的机会。

在干预方面，我们认为，按照"交钥匙工程"方式实施的干预项目并不能像它说的那样，可以通过心理治疗方法满足针对老年人各种问题的各类治疗的全部需求。相反，干预采取个体化的方法，针对日常生活中的特定目标（与当事人及其亲属确定的目标），并基于不同类型的心理因素和干预措施。因此，这种方法应该是多样且综合的。当然，根据情况，这种方法可以基

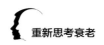

于旨在专门训练某一个认知过程或建立补偿手段（包括科技手段）的干预措施。但这种措施的选择将根据每个人特有的困难而定，而且这种认知训练或补偿手段应切实可行，并确保干预目标能实现。

当前，很少有研究描述个体化方法的效果，尽管如此，我们仍在克莱尔和同事们（Clare et al.，2010）的工作中找到可以引用的研究结果。这些研究者进行了一项研究，通过采用随机单盲对照实验，来证明个性化认知康复方法的临床效果。69名被诊断患有阿尔茨海默病或混合性痴呆（血管性痴呆症和阿尔茨海默病）的人参加了这项研究。他们的简易精神状态评价分数均高于18，并接受稳定剂量的胆碱酯酶抑制剂。

这些人按照无干预、"安慰剂"（个人放松疗法）和个性化认知康复等不同条件随机分组。认知康复涉及每周8次1小时的个人课程。干预措施的重点是与当事人有关的各种目标，例如学习使用手机、记住人的名字、做饭时保持专注等，干预措施涉及实用的辅助工具和策略、学习新信息的技巧（例如使用名字–面孔学习方法）、关注力和注意力集中的练习以及压力管理技术。研究鼓励参与者们通过每期干预措施选择不同的目标训练。此外，为了在日常生活中贯彻实施这些策略和辅助手段。研究还邀请参与照护的亲属（仅针对一部分参与者）参加每期的最后15分钟课程。

　　首次评估、后期干预以及6个月后进行的随访评估，均是在工作人员不了解参与者按何种条件（无干预、个人放松疗法和个性化认知康复）分组的情况下进行的。这些干预前后的评估主要是通过《加拿大职业绩效评估》（*Canadian Occupational Performance Measure*）进行的。参与者必须在日常生活的不同领域确定与自己相关的5个目标，并评估自己的表现和对各个目标的满意度。个性化认知康复条件组的人在已确定的5个目标中选择1到2个作为恢复的主题。在这些评估中还使用了各种神经心理学测试，以及密切照护者提供的焦虑抑郁、生活质量和紧张程度的信息。

　　这项研究的主要结果表明，接受个性化认知康复的人在个人目标的表现和满意度评估中有显著的改善，而在其他两个条件组的参与者身上均未观察到变化。请注意，这种改善在临床意义上是相当有限的，但是应该记住，该分数与5个已确定的目标有关，而在认知康复过程中，其中只有1到2个是专门进行的。还应注意的是，在受到密切照护者支持的参与者中，针对特定的恢复目标进行过认知康复后，该目标相关的表现评估的积极效果更明显。另外，参与者的密切照护者在"个性化认知康复"和"个人放松疗法"条件下也对自己的生活质量进行了评估，

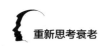

评估结果显示他们在社交关系方面优于"无干预"条件组的参与者的密切照护者。在为期6个月的随访中，接受个性化认知康复的参与者比无干预的参与者对其记忆表现的评分更高。

总体而言，这一项目采用严谨的研究方法，确认了以结合日常生活的具体目标为中心的个体化认知评估的意义，即采用了所谓的"临床测量"评估程序，从而实现评估个体化干预措施的有效性。但是，由于建立随机对照研究存在限制，这一研究使用的是一种简短的干预措施，这也就能解释为什么获益有限且长期维持的可能性很小。此外，关于个体化干预措施性质的细节很少。最后，所选评估工具提供的信息非常不足。后续研究应该进一步探讨个体化认知干预对痴呆症患者的有效性。与科恩-曼斯菲尔德等人（Cohen-Mansfield et al., 2014）一样，我们认为这些研究应该能够采用多种方法，并且不受传统生物医学双盲对照随机研究的过度约束。特别是如果通过单例研究和定性研究，我们可以获得有意义而丰富的信息。

除了这些个体化的心理干预措施外，还应该鼓励有大脑老化与认知衰退问题的老年人（以及其他老年人）参与社区活动。这可能有助于增强他们的身体状态、认同感和个人参与的持续性，还会给他们带来对生活的目标感，体会到能够为他人提供帮助的满足感、控制感，还可以帮助他们对社会敞开心扉，建立代际关系，等等。所有这些都被证明可以改善他们的认知功能。

针对社会心理干预措施在社区生活方面的潜力，且以大脑老化和认知衰退问题的老年人（及其亲属）的生活质量和幸福感为目标的研究，特别适合采用参与式行动的研究方法。参与式行动研究的定义是将参与者视为行动者而不是研究对象。它旨在识别实践中的问题，制订解决方案，检查改变过程并评估结果。它将个人或社区放在环境中考量，试图理解问题的含义和深层关系，以及其对社区的解决方案。专业人士和普通人群在寻找一个共同点来定义问题并确定将要采取的行动，同时根据具体情况提出切合实际的期望。

从这个角度来看，日本进行的一项研究（Nomura et al.，2009）提出了一种根据参与式行动研究方法制定的干预方法，适用于诊断为轻度痴呆症的人及其密切照护者。该方案结合了多种认知康复、咨询和信息方案，旨在改善人们的生活质量、家庭互动和社区融入情况。这项为期5年的项目在一个拥有4 800名居民的农村城镇（其中32%年龄在65岁以上）开展。总共有37例轻度痴呆症患者（简易精神状态评价分数≥18）和31位密切照护者。首先，研究人员与密切照护者进行了一次小组访谈，以确定痴呆症患者日常生活中遇到的困难、密切照护者对这些困难

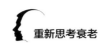

的反应以及邻居对患有痴呆症的人的态度。此外，还获得了有关痴呆症患者的生活情况、爱好和兴趣等方面的信息，以便探索他们的潜力。最后，研究收集了有关医疗诊断、生活地点、家庭结构等方面的信息。在小组访谈的基础上，确定了对痴呆症患者进行干预的三个主要目标：恢复自信、改善与亲人（家庭）的关系和社区融入。

三组数据被用于检查痴呆症患者的变化：

（1）面部表情、行为和谈话的内容，参与干预的专业人员的印象以及活动中的小组气氛。

（2）设立了一个交流日志，记录活动摘要以及密切照护者的评论。参与者随身携带交流日志。

（3）记录每月电话访谈和电话咨询以及与密切照护者的面对面访谈，并安排了中间会议，将专业人员和患有痴呆症的人召集在一起，记录每次会议讨论摘要。

针对痴呆症患者的干预项目分三个阶段进行：

①认知干预，旨在改善日常活动的表现，从而提高自信心。这种干预通过烹饪活动实现。活动中需运用多种认知、社交和运动技能。参与者通过活动学会了几种策略，例如整理工作空间、减少干扰、进行活动安排（一次只做一件事情）、放大调味瓶的标签、使用外部辅助工具（例如制作清单）或环境线索

（例如将餐具放在可见的位置）、将主要任务划分为子任务、为特定任务创建流程（例如在同一情境中进行反复练习）、按自己的可能性匹配节奏等。活动中会适当地提供身体和言语上的指示来帮助参与者并保持其自豪感。定性评估显示，参与者在烹饪活动实践中的表现有进步。一般来说，参与者为参加这个干预小组感到自豪。他们（以及他们的亲属）接受访客共同参加活动，他们甚至为访客精心准备特殊菜单，还为来宾准备了演讲。

②团体干预，旨在改善家庭关系并鼓励建立朋友关系。除了旨在促进与亲人互动的交流日志外，还采用了其他策略来增加对话机会：请痴呆症患者参加适合其知识水平的家庭烹饪活动，开展有家庭成员参与的可以促进交流的活动（例如制作风筝），练习和改善日常活动（例如购物或到餐馆用餐），参观名胜古迹并以此为话题讨论。定性评估再一次表明，患有痴呆症的人在和家人聚集在一起的集体场合中，在家庭对话方面取得了进步，而且言语互动、交流和互助次数也有所增加。

③旨在增加社区参与的干预措施。开展一些使参与者有机会在社区中展示自己的技能，在公共场合表达自己的意见或管理钱财等活动，例如酿酒或销售自己制造的产品。有意思的是，在该项目结束时，两名患有痴呆症的人成为参与者的代言人，并参与到向当地政府请求提供经济援助并在每个社区实施

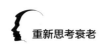

类似项目的活动中。

关于密切照护者，项目向他们提供了信息，目的是扩充他们对痴呆症的知识，更好地了解痴呆症患者的行为，帮助他们充分利用社会资源并创造属于密切照护者的社交网络。此外，根据他们自己的要求，通过个人访谈，以及从第二年开始的每月电话访谈，向他们提供咨询和支持。干预措施在数量有限的密切照护者群体中开展，但是评估表明，信息目标已经实现。案例分析表明，他们从面对面和电话咨询中受益（逐渐减少了面对面援助的需求）。应该指出的是，建立密切照护者网络并不是关键因素，这可能是因为在这个小型农村社区中建立密切照护者之间的自然关系相对容易。

这个干预项目并非没有局限性，尤其是其中的目标个体化不充分，评估也不够详尽（研究人员称，在分析不同来源的信息时遇到困难）。然而，在我们看来，这种融入社区（第一线）并侧重于具体目标（包括加强社会融入）的方法，对于老年痴呆症患者及其亲属所遇到的困难似乎是个特别适合的答案。

在具有认知和功能障碍的老年人群中，广泛实施个体化社会心理干预面临两个经常被提及的问题。第一个问题是，很大一部分人对老年人认知障碍做出的主要反应是药物治疗。人们这种药物至上的观念被媒体反复强化。媒体既传达了阿尔茨海默病世界末日般的观念（引起了恐惧，见第1章第3节），也宣传了神经生物学研究在进步，且已显现出治愈的希望。尽管"抗阿尔茨海默病"药物对生活质量的作用非常有限（甚至根本不存在），有时还会引起严重的副作用，且社会成本巨大，但还是有众多媒体以充分反映主流生物医学模式的论据为支撑，持续发声捍卫这些产品。例如"不再开出这些药物，会干扰阿尔茨海默病作为可治疗疾病的形象""这些药物是患者与医生之间的联系，停止开处方可能会导致许多患者离开医疗机构（因此不再得到帮助）"或者"这些药物就像是老年人（及其亲属）的支柱"。但是，共识是更希望这些"抗阿尔茨海默病药物"不再开进处方或尽可能减少使用。这种以药物为主的观点，只能通过减少指向性信息来加以抵制。这样的信息可以是：表明老年人的认知功能障碍并非体现在神经生物学和医学方面，许多其他干预措施都能够减轻衰老带来的问题表现。第二个问题是，针对个人社会心理干预措施的批评，经常涉及其财务成本。对此的回应很简单，那就是需要更均衡的分配。目前分配给"抗阿尔茨海默病"药物的大量资金可用于资助许多（来自不同学科的）组织和岗位，以便为老年人提供融入社区（第一线）并专注于具体目标的心理和社会干预措施。

在干预目标方面，除了解决老年人在开展日常活动中的具体

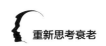

困难，我们还看到，考虑与老年人直接相关的干预目标也必不可少。这些目标包括身份、生活质量和幸福感（包括生存）。恢复或重新适应自己，构成了可以指导实现这些目标的概念框架。

3.5 扩大视野：自我适应

过去20年中，在患有精神病的成年人康复领域中，发展出了一种名为"恢复"和"自我适应"的行动。在我们看来，向出现大脑老化和认知衰退问题的人们提供支持这件事似乎是一种有意义且可以作为补充的方式。最初，这项行动是由患有精神疾病的人发起的，他们经历了自我恢复或重新适应，并希望对那些愿意参与这一过程的人提供帮助。对于这一行动的支持者来说，"必须应对失能带来的挑战（无论具体是什么），并找到一种有价值的新的完整性，解除失能带来的限制，甚至超越这些限制"（Anthony，1993）。恢复和重新适应，并不意味着心理苦难的终结，或障碍和困难的消失，但它们会让你发现或找到生活的意义、幸福感，根据自己的选择在社会中有一席之地，找到获得行动的力量，找到在遭受或患有心理疾病后的社会角色。

恢复或重新适应过程的各个方面描述如下（Farkas &

Vallee，1996）："我不存在/我存在""我不是一个真实的人/我是一个真实的人""我没有选择/我有选择""我没有希望/我有希望""我的感情背叛了我/我相信我的感情""我就是我的'疾病'（我的障碍）/我是一个有'疾病'（障碍）的人""我不重要/我有发言权"。利米等人（Leamy et al., 2011）从概念上更全面地回顾了有关恢复的出版物，并确定了恢复和重新适应过程的五个关键组成部分：

－保持联系：获得同伴和支持小组的支持，成为社区的一部分。

－对未来充满希望：相信自己有重新适应的可能性，拥有改变的动力，积极思考，欣赏成功。

－身份：重建或重新定义一种积极的认同感，克服污名。

－生活的意义：赋予遇到的困难以意义，关注精神、生活质量，参与有意义的活动，定位社会角色和制定目标。

－责任：个人责任，掌控自己的生活，专注于自己的长处。

根据吉罗·巴罗（Giraud Baro，2012）的说法，"恢复和重新适应的行动力，终止了'全靠药物'的局面。'药物治疗'在很长一段时间里是照顾精神病人（多么值得质疑的表达！）的主导思路"。帕舒（Pachoud，2012）指出，这些实践首先是由价值观（特别是尊重和促进自我判断）指导的，而不是有效性标

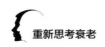

准。这些价值观构成了恢复方法的道德维度，并意味着对"陪伴者"和"被陪伴者"之间关系颠覆性的重新定义。

我们可以很容易地看到，这种行动引发了那些与大脑老化和认知衰退问题的老年人接触的人的巨大反应。在此背景下，达雷等人（Daley et al.，2013）研究了恢复和重新适应方法的概念框架可以在多大程度上适用于出现心理问题（包括痴呆症）的老年人。为了确定对老年人恢复或重新适应的重要因素，研究者对从伦敦南部精神健康中心招募的老年人和照护者进行了38次访谈，并进行了编号。他们将较年轻的成年人恢复方面已确定的一些共同因素作为调研重点，例如，个人责任感的重要性以及应对困难的策略定位（被告知并赋予自己的问题以意义、建立关系、开展有意义的活动、成为社区的一部分、开展有益于他们的健康和幸福感的活动、采用补偿策略）。有意思的是，他们还发现了老年人一些相当特殊的因素。老年人并不渴望获得新的身份或改变身份，而是希望自己的身份能够保持不变（保存自己的身份）。此外，他们还强调适应和补偿策略，这些策略将利于他们保持活动和社会角色的连续性，并将有助于强化现有的身份。更明确地说，相比得到那些和他们有同样问题的人的支持（同伴支持）而言，老年人更渴望得到与他们有长期关系的人的支持。老年人还更加重视心理和生理困难并存的情况，希

望所采取的策略可以同时应对这两类困难。对于被诊断为痴呆
症的老年人，似乎有两个因素会影响他们的恢复和重新适应经
历：他们随着时间而改变的状况，以及不断增长的对他人支持
的需求。

因此，重新适应的研究方法拓宽了人们对老年人评估和干
预的视角。其重点在于身份、幸福感的维度（包括生存意义）、
赋予生活和活动的意义、行动的能力和控制感、认同感、家庭
和社会关系、在社会中的地位以及自己是否被污名化。

从这个角度出发，吉阿和同事们（Jha et al., 2012）进行了
一项初步的随机对照试验，以研究恢复干预对被诊断为（各种
类型）痴呆症或轻度认知损害的人的总体健康状况的有效性。
34人参加了该试验，分为"恢复"组和对照组。恢复干预包括
两个阶段。第一阶段，是评估人们的幸福感，并与他们和他们
的亲人一起探索如何提升幸福感。研究者评估了他们对生活的
满意度、乐观情绪、自尊心、掌控能力和控制感、目标感、归
属感和支持感，以及物质上、精神上和财务方面的幸福感。他
们的目标，是通过这些方面，来确定为人们带来幸福感的具体
手段。

在此基础上，研究者制订了干预计划，然后与当事人及其
亲属讨论，还谈及了诊断和他们的感受。

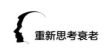
吉阿和同事们研究中一位女性参与者的恢复计划示例

基于对她的评估以及与其亲人的访谈，A女士的以下需求被纳入该计划：

— 在行走方面失去信心，跌倒后行动不便，需要使用轮椅（这对她的情绪方面的幸福感有重大影响）> 购买一辆迷你健身车并进行一天两次的训练；两个月后，A女士能够使用助行器走动，并感谢我们倾听了她最在意的事情。

— 成为"一个能做蛋糕的、有趣的祖母"，而不是"一个无聊的、坐在角落里的人"> 她的烹饪能力未受损害，能够在支持和鼓励下制作蛋糕；护士也帮助其在家庭方面建立更自然的关系，而不是局限于"照顾者和被照顾者"的角色。

— 感到照料者总是很忙很着急，在自己的个人护理方面，照料者没有给予自己足够的自主权，也很少与她互动 > 评估确定了哪些事情是她有能力自己完成的，并计划鼓励照料者增加参与者的自主权。

— A女士有一个12个月大的孙子，来拜访她的时候，他总是哭泣，这缩短了拜访的时长 >计划鼓励A女士为他购买玩具，让小孙子玩起来，这样拜访时间得以延长，相处时光也更加愉快，质量更高。

第二阶段（实施干预计划）通过为期六个月，每月两次，每次一小时的专护访问，向人们提供了与恢复计划有关的建议，以及对已确定目标的支持和鼓励。人们不再将关注点放在痴呆症上，而是被鼓励考虑"自己作为妻子、丈夫、祖父或祖母等的角色"。他们还获得很多信息以提高达成目标及在生活中取得进步的能力。关于对照组的控制条件，人们还接受了为期六个月的月度访问，具体访问是围绕中立主题进行一般性对话（无须详细评估或讨论幸福感需求）。结果显示，相较对照组而言，接受恢复干预的人的幸福感（通过WHO幸福感指数评估）有了显著提高。

作为初步测试，该试验确实有一些局限性。特别是，对干预效果的评估不是很详尽，并且关于目标和干预计划，以及每月访问内容的信息很少。还让我们感到遗憾的是，该试验缺少一个概念和方法框架，无法对幸福感进行更精确的评估（尤其是在情感、身份、自尊、个人效率感等方面）。然而，在我们看来，这种干预措施非常适合我们所支持的方法，即（在不同方面）以人为中心，针对日常生活中的特定目标，且基于不同的干预策略。

显然，这一方法的先决条件是改变帮助关系，在这一情况下，干预者不再躲藏在专业掩盖之下，而是提出了人的因素。此外，它要求我们听取并尊重参与者的观点，考虑他们对生

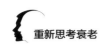

活、愿望和需求的看法或表达，并将他们直接纳入护理和干预措施的计划和评估。这种方法还包括尽可能接近每个人的生活环境，从这个意义上讲，它使老年人及其亲人能在其生活环境中进行评估、咨询、干预和跟进，而不是在专门的医疗结构中进行，例如记忆门诊。

3.6 记忆门诊的适用性

除了改变临床评估和干预措施的问题外，记忆门诊（或记忆诊所）的适用性也受到质疑。这类记忆门诊的数量不断增长。实际上，这些门诊是痴呆症生物医学方法的基点。20世纪80年代开设这些门诊的主要目的是招募患者参加胆碱酯酶抑制剂的临床试验。记忆门诊促进了这些产品的消费。当时有关这些产品的推广十分频繁，宣称它们是强力有效的治疗方法，但实际上这缺乏令人信服的数据。最近，记忆门诊的目标变成了诊断人们是否患有轻度认知损害，并且开出越来越多的抗阿尔茨海默病药物处方，尽管这些药物在这类患者中的疗效数据不足（Tricco et al., 2013）。最后，我们现在看到，在一些记忆门诊中，出现了更早期的诊断活动，即旨在通过生物标志物来识别临床前阿尔茨海默病（无症状）患者。因此，实施社会心理干预只是大多数咨询活动的一小部分。

尽管记忆门诊的有效性得到一部分人的支持，但并没有可靠的数据表明它产生了有益的影响。努尔哈舍姆和同事们（Nourhashemi et al.，2010）证明，针对被诊断患有阿尔茨海默病并由记忆专科诊所管理的老年人的"法国护理和帮助计划"并未奏效。在我们看来，有以下三个主要原因能解释这一结果：

1. 该计划是主要基于病理研究且针对缺陷的研究方法。

2. 除了一般性的建议和原则（通常很模糊）之外，它没有任何旨在改善老年人的日常生活中的认知和社会情感功能问题的具体且个体化的干预建议。

3. 给出的建议也主要是口头转达，有些可能是书面形式的，缺少定期的日常支持行为。

此外，米乌森和同事们（Meeuwsen et al.，2012）在荷兰进行的一项随机对照试验发现，记忆门诊并不比全科医生提供的标准护理更有效。研究者对诊断为轻度或中度痴呆症的人（及其亲属）的情况做了比较。这些人有的在记忆门诊治疗，有的在全科医生处治疗。通过12个月的随访得到的结果，并不能证明记忆门诊的治疗相比全科医生更能提升痴呆症患者的生活质量。反而，在全科医生的跟踪治疗下，似乎对密切照护者的焦虑和情绪状态稍微起到了一些积极的效果。应当补充的是，很

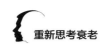

多时候我们几乎没有注意到这一事实：去记忆门诊问诊会给老年人及其亲属造成压力，同时会更多地使用生物标志物和神经影像，这在医疗费用方面并非毫无影响。

但是，要从支持、预防（旨在减慢或推迟问题恶化）以及心理和社会干预的角度帮助老年人及其亲人，需要很多的时间。同时需要非常了解老年人的愿望、恐惧和信仰，他们的生活环境（家庭和社会）以及能够为他们提供帮助或参与社区活动的当地机构。与专门（二级护理）机构相比，扎根社区的初级护理机构相对可以更容易地拥有更多时间和这些信息。更笼统地说，其实，从一种不涉及病理分类（例如阿尔茨海默病）的大脑老化角度出发，我们可能要扪心自问，对大脑老化问题方面的评估（诊断）究竟在多大程度上需要主动求助于专科门诊，而且还是通常需要住院，可能还会被认为是威胁和污名化的专科门诊。

因此，我们可以合理地怀疑，在医院中设立记忆门诊体系是否是一项合适的策略，或者是否应该改变政策，以便为有大脑老化问题的老年人及其亲属在其生活环境中，即在初级健康机构中，实现评估、咨询、干预和随访的可能。关于这个问题，在英国，于2009年2月发布的《国家痴呆干预策略》中就有过辩论。确实有许多人对是否有必要让具有认知障碍的老年人主动去医院中的专业机构（二级医疗保健）寻求帮助提出质疑。

他们还提倡在当地社区建立初级护理机构，并发挥全科医生的重要作用（Greaves & Jolley，2010）。

在英国，现在就有一些在初级护理背景下的记忆门诊。全科医生在这些实践中发挥着关键作用。格诺索尔记忆诊所（参见Greenings et al.，2010）在该机构中雇用了全科医生、护士、物理治疗师和社会工作者（但请注意，这里没有心理学家）。同时，诊所有一位负责联络的临床医生，其职责是补充信息并在咨询机构、老年人、其亲属和专业人员之间建立并始终保持双向的联系。该机构的目的是识别大脑老化的问题，以改善老年人的整体健康，并最大限度地减少问题的发展，并提供建议、咨询和支持。如需要，该机构还有标准的精神机构服务（社区精神卫生部门成员或老年精神病学顾问）。老年精神病学专家每月都会在记忆门诊进行一次问诊，同时也可以通过电话或电子邮件联系。总体来说，格诺索尔记忆诊所的发起者们在三个层面上建立了这个组织（Jolley et al.，2010）：首先，是在初级护理背景下的记忆门诊；其次，由专业的临床医生组成一个二级记忆团队，其职能是在记忆门诊中普及有关认知困难、痴呆症等知识。最重要的是，他们需要与那些面临困难的诊所成员进行交流互动；最后，是第三级（区域性）机构，在大学环境中，对特别困难的情况实施干预，并普及知识，因而更加专业。

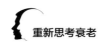

克罗伊登记忆服务中心（参见Banerjee et al.，2007；Willis et al.，2009）是初级健康系统中，针对轻度至中度痴呆症患者的另一个评估和干预机构。这是一个由临床心理学家（团队负责人）、一名痴呆症专业临床护士、一名精神科医生、一名病例管理员、一名社会工作者、一名管理员和一名心理学家助手组成的多学科团队。团队中的每个成员（不论专业）都经过培训后才进行评估、诊断和干预活动。初步评估在当事人的住所进行。团队共同制订了诊断和干预计划，干预措施包括针对老年人和专业人员的诊断反馈，针对个人和群体的心理干预（包括认知）、药物，针对行为问题的药理和非药理干预，以及帮助老年人参与社会服务（日间中心、家庭帮助等）和志愿组织。值得一提的是，该团队直接融入社会服务，从而可以轻松、快速地传递信息。随后，克罗伊登记忆服务中心从全科医生以及其他医疗专业人员和服务机构（包括老年人照护机构）处接到进行评估和干预的请求。

这两个英语国家的经验案例都是在初级护理背景下发生的。实验得出令人信服的结果，包括老年人的接受程度、照料者的时间充裕度、沟通的清晰度、去污名化和长期的随访（请参见Greenings et al.，2009；Banerjee et al.，2007；Willis et al.，2010）。尽管目前还是没有足够的数据来准确评估这种机构的有效性，但在法语国家不同领域实施并评估各种创新举措仍值得讨论。而且，还应考虑将这些新机构整合到例如医疗机构、疗养院、卫生系统或医疗服务单位之类的组织中的可能性。

应当指出的是，虽然人们也担心过度病态化、污名化问题，但同时更要求关注人本身和他的保留能力和社区实践，由于这些英语国家的实践经验仍然采用的是主流生物医学模式。因此，关键在于要思考这些机构的哪些特点形成了不同的衰老观点，同时思考在这些机构的工作人员需提供哪些必要培训。无论如何，心理学家应与全科医生、社会工作者和其他相关人员密切合作并在其中发挥重要作用。

评论关于增加初级卫生机构在痴呆症领域中的作用的建议时，伊利夫（Iliffe，2010）指出了《国家痴呆干预策略》是如何在各种压力群体的影响下形成的。这些群体（媒体、政治家、医学专家、制药公司、阿尔茨海默病协会）中的每一方都在直接利益驱动下推销针对大脑老化独特且令人恐慌的生物医学方法。法国政府于2001年发起了《阿尔茨海默病照护与援助计划》，并在随后进行了调整，可能也是和上述情况一样。总体来讲，更贴近老年人实际需要的新举措似乎必须要超越"阿尔茨海默帝国"的权威与利益瓜葛。

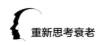

3.7 预防固然重要，但不必惊慌！

正如我们在本章中看到的，团结起来的诉求声与累积的数据，捍卫了一个观念：老年人患痴呆症的风险是由多种因素导致的，它们可以在生命各阶段出现，患病风险很大程度上取决于年龄。同时，该观念呼吁改变预防方向，在整个生命各阶段采取多种预防措施，例如，提高儿童和年轻人的受教育水平，在成年期积极控制血管疾病风险因素，在成年和老年时期维持社交、身体和精神活动。

巴奈特和同事们（Barnett et al., 2013）在一篇题为《认知健康始于观念：将痴呆症视为终生且可预防的疾病》的文章中阐明了预防的重要性。作者指出，患阿尔茨海默病的一半风险可以由七个风险因素解释：糖尿病、高血压、肥胖、吸烟、抑郁、认知活动或受教育程度，以及体力活动。此外，对于中年期（四五十岁）出现的一组代谢因子（高血压、糖尿病、血脂和肥胖）的数据尤其具有说服力。他们还提到在新生儿所处的环境（饮食、接触毒素、母亲吸烟等）、不稳定的社会状态等影响大脑和认知发育因素的作用下，痴呆症风险可能从出生甚至在出生之前（在母亲的子宫中）便存在了。

在这种情况下，最近的一些研究报告表明，与20世纪前

25年出生的人相比，在20世纪第2个25年期间出生的人中痴呆症的患病率和发病率有所下降（请参见Larson et al.，2013）。这种下降被解释为受教育水平的提高和对血管疾病的更好预防。拉尔森和同事们强调了进行研究的必要性，以更好地了解影响痴呆症发生率的因素（尤其是与生活方式有关的因素）。同样，邱和同事们（Qiu et al.，2013）证明，国王岛（斯德哥尔摩中部）的痴呆症总体患病率在1987年至1994年与2001年至2008年期间保持不变，而在2001年至2008年评估的群体的寿命（无论是否患有痴呆症）更长。他们认为，痴呆症患病率的稳定以及寿命的延长可能反映出痴呆症的发病率下降。尽管意识到他们的数据不能确定因果关系，但是他们指出，痴呆症发病率的降低，可能是由于1987年至2008年间，多种血管疾病风险因素减少，血脂水平改善和受教育程度提升，人们有更多就业机会并进行认知复杂的娱乐活动，而且体力活动增加。尽管如此，研究者承认，国王岛人口的社会经济地位在瑞典是最高的，所以所获数据的普适性有限。

巴恩斯和亚夫（Barnes & Yaffe，2011）通过计算全球范围内，某个给定因素导致的病例占比和风险因素降低10%和25%后可以避免的病例数，评估了7个风险因素的降低（糖尿病、中年高血压、中年肥胖、吸烟、抑郁、受教育水平低或认知活动少、体力活动少）会对阿尔茨海默病发生率带来的影响。研究者估

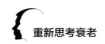

算，大约19%（650万）的阿尔茨海默病病例可能归因于受教育水平低。在全球范围，当低教育水平发生率降低10%，阿尔茨海默病患者可以减少约534 000例，而低教育水平发生率降低25%，则可以减少1 375 000例患者。研究者估算，将分析中考虑的七个风险因素合计降低10%，则将减少1 100 000病例，而这些因素合计降低25%，则可以减少3 000 000病例。因此，这项研究表明，采取有效的预防措施将改变许多老年人的生活。从同样的角度出发，针对澳大利亚人口老龄化和由于暴露于某些可变风险因素下而发展为痴呆症的相关风险（最新研究确定），内伯尔和同事们（Nepal et al., 2010）建立了一个模式，用于估算45岁及以上的澳大利亚人口可能从这些风险因素变化中获得的益处。研究者证明，从2006年起，如果将吸烟者每5年减少5%至10%，2051年痴呆症病例将减少2%至4%（相当于减少13 000至26 000人）。将不运动的人每5年减少5%，会使痴呆症病例减少11%（相当于减少70 000人）。最后，将肥胖率每5年降低5%，将使痴呆症病例减少6%（相当于痴呆症患者减少38 000人）。但是，应该指出的是，研究者使用的模式无法评估几种风险因素共同存在时发生的相互作用。

针对某些人对预防的意义提出的保留意见，路易斯维尔大学医学院神经病学系的弗莱德兰德和南迪（Friedland & Nandi,

2013）指出，缺乏痴呆症预防有效性的确切证据不应阻止我们根据现有数据提出预防建议和预防措施。这些预防建议和预防措施表明可以通过控制某些可改变的风险因素，例如体育锻炼、认知活动、高血压、肥胖、饮食、头部外伤、糖尿病、吸烟、维生素B、抗氧化剂等，来降低患痴呆症的风险。具有讽刺意味的是，他们希望展示"确定性"研究的不现实特征，因此建议进行"小型项目"，即一项单盲纵向研究。在10 000名年龄在20至30岁之间的健康志愿者身上考察这些因素的影响。2 000人将被分为饱和脂肪含量、体力活动、认知活动、脑损伤或吸烟水平高和低的组别。这项研究将进行40年，阿尔茨海默病的临床前病程长，因此需要长期观察。研究需要大量参与者来控制一系列可能令人混淆的变量（年龄、性别、种族、受教育程度、辍学率等）。结果的重要性证明了这种长时间的观察和这种研究可观的财务成本是值得的。但是如何进行这种研究呢？他们认为，现在应该承认无法对老年人的生活方式与认知健康之间的相互作用进行终极研究。更重要的是，费莱德兰德和南迪补充说，现在无法提出合理的建议来降低患痴呆症的风险，并不是因为没有随机对照试验。

值得注意的是，正在进行的很多研究，都在探讨针对老年人的认知和功能障碍的预防措施的有效性。例如，在芬兰进行

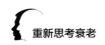

的一项研究，目的是提供多领域的预防性干预措施：食品指导、体育锻炼、认知训练、社交活动、血管疾病和代谢风险因素的管理（Kivipelto et al.，2013）。最近在德国进行的一项为期8年的、在初级医疗环境中的试验中，比科尔等人（Bickel et al.，2013）展示了一个旨在识别血管疾病风险因素并由全科医生对其进行治疗的项目，它可以大幅减少55岁及以上的人对个人卫生、进食、出行和家务等方面的长期护理的依赖。全科医生的治疗主要包括：针对高血压、血脂异常、糖尿病、房颤和抑郁症给出治疗建议；改变有关吸烟、饮酒、体育锻炼、肥胖、营养摄取的生活方式。在5年评估期内，接受预防项目的人（3 908）比接受常规医疗护理的人（13 301）对护理的依赖减少了9.8%。这项研究并未专门探讨预防项目对认知功能的影响。但目前正在法国、荷兰和芬兰进行这类研究，目的就是评估预防措施对老年人认知障碍的发展的有效性。这里的预防措施包含了生活方式的改变和对常规血管疾病风险因素的治疗。这也将促使人们思考在生活社区内的其他预防重点，例如，主观的孤独感、生活目标、参与认知刺激活动、代际关系等。

在芬兰进行的一项随机对照研究中，皮卡拉和同事们（Pitkala et al.，2011）强调了社交刺激活动（不涉及特定的认知训练）对有孤独感的老年人的认知功能的有益影响。研究共测试了3种类型的活动：艺术活动、体育活动和治疗性写作活动。这3种"刺激活动"的参与者，分为每组7至8名老人和1名负责人，3个月内每周活动1次，每次持续约6个小时。这3个组的指导活动原则是相似的。活动目标是让参与者与他人分享自己的经验，讨论自己的感受，获得他人的支持，挑战自我以超越极限，激发团结感。"艺术活动"小组邀请了各类艺术家（音乐家、演员、画家等）参加活动。参与者还参观了展览或参加了各种文化活动，而且还亲自参与到艺术创作活动中。最后，他们在组内谈论自己的感受。"体育活动"组中，参与者进行了各种锻炼（北欧式健走、在健身房进行体育锻炼、游泳或跳舞）。参与者还一起谈论他们的活动。在"治疗性写作活动"组中，参与者撰写他们的过去、孤独感以及对集会活动的感受。此外，他们分享了自己的作品和回忆。活动内容是根据参与者兴趣特意安排的，这些活动会对项目产生影响。至于对照组的参与者，他们则在平常的环境中，继续他们的日常活动和休闲活动。结果表明，与对照组相比，接受干预（所有类型的干预措施）的参与者的认知能力有了显著改善（测评使用了一系列评估认知功能各个方面的测试ADAS-Cog[①]），而"治疗性写作"组的改善最

---

① 阿尔茨海默病评定量表——认知部分。

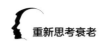

为明显。最后，参与者也根据健康的各方面维度（运动、视力、听力、睡眠、抑郁、活力）和心理功能（清晰且逻辑的思考能力和记忆功能）进行了生活质量的自我评估。结果显示，12个月后，参加社交刺激活动的人在生活质量方面有了显著改善。应当指出，同一研究者进行的其他研究表明，基于社会刺激活动的干预还可以改善老年人的健康和幸福感，并降低死亡率（Pitkala et al.，2009；Routasalo et al.，2009）。此外，在芬兰，就健康费用而言，这类干预措施已被证明是有回报的。但是，应该注意的是，研究观察到的影响范围介于小至中等，并且认知能力的改善效果未能持续6个月。此外，我们也必须考虑到，这些干预持续的时间也很短，且集会活动次数有限。另外，相当多的参与者在基线期间就已表现出良好的认知功能，这限制了认知功能进一步改善的可能性。

同时，考虑如何传达这些预防信息也很重要。在这个背景下，沙马斯金等人（Shamaskin et al.，2010）已经证明，向老年人传达预防措施的信息时，应该如何考虑到年轻人和老年人在健康信息处理方面的差异。例如，他们向年轻人和老年人展示了健康信息宣传册，其中着重强调了预防的积极方面（例如，"越早发现皮肤癌，完全治愈的机会就越大"），或者消极方面（例如，"越晚发现皮肤癌，完全治愈的机会就越小"）。然后，他们在两个年龄组中比较了这两种类型的宣传册所产生的印象以及人们对其的记忆。这项研究的结果表明，老年人认为以积极角度宣传比以消极角度宣传的手册更具信息性。他们记得更多的是积极的信息，而不是消极的信息。这种积极作用还必须得到确认，特别是要考虑其一般特征、长期维持情况，以及对老年人实际行为的影响方面。这项研究表明，向老年人提供健康信息（在各类不同情况下）的最佳传达方法是传达积极的信息，强调他们从某些预防行为中可以获得好处。

当然，这还不足以有效地让老年人实践这些行为。同时，我们必须考虑可能促进或阻碍开展预防活动的各种心理、社会和文化因素。例如，鲁依兹和艾格里（Ruiz & Egli，2010）指出，必须采取预防措施，以降低代谢综合征和2型糖尿病的患病率（痴呆症的重要风险因素，请参阅第2章第2.11节）。这项预防措施必须考虑到病理生理、心理、社会文化、政治和环境因素的整体方法。但是，从本质上讲，传统方法是通过自我控制的教育（体育活动、摄取脂肪和碳水化合物含量较低的食物）来促进药物治疗和生活方式的改变。对于鲁依兹和艾格里而言，重要的是"制定跨领域的预防计划，这些计划应积极地涵盖社会的各个领域：社会、经济、食品工业、交通、教育、城乡规划、文化、卫生等"。而且，也不能忽视所涉及的各种社区的文化和身份标志问题。作者们补充说，这种方法需要整合除医生之外的其他合作伙伴，例如社会学家、人类学家、文化宣传员、社会工作者，而且我们还要加上……心理学家！这些伙伴应接受适当的基础（临床）医学培训，并且医学培训应相应地加入人文学科培训。该方法需要发展研究实践，以促进混合、定性和定量的研究策略的发展，使其更适于探索复杂问题。

此外，如艾伦·鲍威尔（Allen Power，2010）[1] 所指出的，我们不应陷入偏执，为了识别与大脑老化和认知衰退的发展有关的各种因素而着了迷似的解剖我们的生活（与我们以前的生活经历、社会网络、生活方式、食物、饮品等有关）。实际上，通过减少血管疾病风险因素、摄入更健康的食物、锻炼、进行刺激活动、找到生活中的目标，似乎可以减少或推迟大脑老化和认知衰退问题的表现。但是，沉迷每件我们所做的事情，包括吃饭或喝水，相比保持"健康的节制"，并不会更大程度地减少认知问题的风险。

总体来说，通过采取适当的生活方式可以实现"成功的衰老"[2]，但这导致人们看低了具有认知和功能障碍的老年人。从

---

[1] 一位支持痴呆症的另一种治疗方法的老年学家。

[2] 罗威（Rowe）和卡恩（Kahn）根据以下要素定义"成功的衰老"：预防疾病和残疾、保持认知功能和身体机能，以及社会参与度。

这个角度看，我们是否应该认为，表现出发育或先天性障碍的人，从生命一开始，就注定拥有了"失败的衰老"呢？请记住，我们都是凡人，我们中的许多人在年老时会遇到身体、认知和功能上的困难（参见Brayne et al.，2006），但这不会使我们一文不值。还应注意的是，老年人并不一定要把自己的障碍和疾病看成"失败的衰老"（Phelan et al.，2004）。最后，"成功的衰老"的概念，强调个人选择可能有益的生活方式以及对改善衰老的个人责任，而忽略了以下事实：这些选择和责任受到了社会经济和环境因素的强烈约束，这些因素包括经济情况、参与医疗保健和刺激活动的可能性等（参见Katz & Calasanti，2014）。

3.8 痴呆症患者的休闲活动：对主流意识形态的反抗空间

研究发现，参加自己喜欢的休闲活动的老年人表示拥有较高的生活满意度、能发展更强大的社会网络，且健康状况更好（Genoe，2010）。正如莱赫斯塔德和同事们（Reichstadt et al.，2010）所证明的，从更广泛的角度来看，老年人认为他们的幸福感和生活质量一方面取决于个人发展的可能性（通过选择能有个人发展、带来愉悦和满足感，以及提高他人幸福感的活动），另

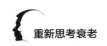

一方面，取决于接受并满足于自己的情况（即对自己和过去的经历感到满意，并进行切合实际的自我评估）。此外，我们还看到（第2章第2.4节），具有刺激性和多样化的休闲活动（认知、社交和体育活动）可以延迟大脑老化和认知衰退问题的发生。同样也已经证明的是，在生活中有目标并赋予自己存在意义，与认知下降和出现障碍的风险较低相关（第2章第2.6节）。

休闲活动也是边缘化群体对抗权力结构和意识形态的理想场所。例如，尽管存在性别刻板印象，女性也可以参与非典型活动。在这种情况下，休闲活动能够为老年人提供一个空间，来抵制广为传播的有关衰老的以丧失权利和独立性为标志的刻板印象（老年人被认为是患病、脆弱、孤独和无能的人）。这种刻板印象往往伴随衰老过程本身就自然出现。换句话说，休闲活动可以使老年人增加他们的个人控制和选择自由，从而抵抗约束和限制。

各种研究表明，这些发现也适用于老年痴呆症患者（参见Genoe，2010）。因此，基诺和杜普伊（Genoe & Dupuis，2011）进行了一项研究，旨在探讨休闲活动对4名轻度痴呆症患者保持身份方面的作用。这4名老人的年龄分别为58岁、70岁、77岁和82岁。数据是在8个月的时间内通过各种方法收集的：参与者必须对自己的日常生活进行拍照并评论，且在他们休闲活动中进行参与式观察（此时，每个人既是活动的参与者又是观察者），每个参与者需进行4次访谈。

结果首先表明，老年人面临着一系列的身份威胁：角色丧失、信心丧失、独立性丧失、形象和期望下降。但是，这些人找到了各种方法来维护和重申自己的身份。尤其是，一些参与者借用休闲活动来改变其他人的观点，并证明尽管他们存在认知障碍，但也可以作出贡献（例如，其中一个人决心捍卫痴呆症患者的事业）。老年人还利用休闲活动来强调自己永远是同一个人（例如，打高尔夫球有助于强调身体活动对个人身份的重要性），并展示其能力（例如，进行钩针编织）。此外，老年人还尝试通过参加休闲活动来保持自己的身份，这些活动使他们能够学习新技能，与朋友和家人保持联系（例如，在家人的帮助下，学习使用电脑或打扑克牌）。休闲活动还通过促进建立持久的积极记忆来帮助保持身份，而且还可以与我们身边的人分享这些记忆。例如，一位参与者为她的每一个孙子、孙女写了一首诗：想到与孙子、孙女的愉快会面，用诗歌作为分享回忆的方式，这有助于增强她作为祖母的角色，并确保她的家人会按照她所希望的那样记住她，即一个充满爱心的祖母，而不是"痴呆症的受害者"。

还有的人从事休闲活动，只是为了享受生活中的简单事

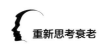

物，他们通常比被诊断为痴呆症之前要拥有更多的乐趣（例如，更享受被邀请用餐或一起用餐）。休闲活动也是为这些人带来自由时刻，获得私人空间（拥有自己的角落）的一种手段，它给人一种安全感和"在自己家"的感觉。此外，这些活动帮助老年人拥有人生目标，以及找到实现自己人生目标的感觉（这激发并增强了自信心、自豪感和自我价值感）。与休闲活动相关的目标既是普遍的（保持认知能力和独立性），又是特殊的（每天做点事，例如，打电话给朋友或玩拼图）。尽管他们每天面临挑战，但实现这些目标会鼓励人们尝试困难的事情，并找到新的方法来开展有意义的活动。

总而言之，这项研究证实，休闲活动是一个理想场所，可以应对身份威胁，确认人们重视的身份，以及建立身份新维度等。尤其是，休闲活动是对负面生活事件的转移，促使人们对未来拥有更加乐观的态度，助力个人发展和个人蜕变（通过提供常态感、强化生活的重要方面、允许发现自己的新维度），并有助于形成个人连续性的感觉，以及帮助当事人建立能够连接过去、现在和未来的生活故事。这些观察结果表明患痴呆症的老年人参加休闲活动是很重要的，或者说，所有老年人都应该参加休闲活动。这些休闲活动可以加强连续性和推动身份的转变：有些人尽管存在认知障碍，但仍可以通过调整活动内容，来实现连续性。例如，为被诊断为痴呆症的人安排适合他的编织活动（Adam et al.，2000），并通过开拓新活动的可能性，引起新的兴趣，实现转变。

这种休闲活动的观念明显不同于本质上将休闲赋予"治疗"价值的方式（通过"艺术疗法""音乐疗法""治疗性花园"等术语传达的含义），后者反而加强了衰老的病态化。此外，休闲活动不仅提供娱乐活动，还能使老年人锻炼和展示自己的能力。确定活动对每个人都有意义也很重要。为此，我们需要听取并考虑老年人的意见。从这个角度出发，杜普伊和同事们（Dupuis et al.，2012b）描述了加拿大滑铁卢大学开展的穆雷阿尔茨海默病研究和教育项目（Murray Alzheimer Research and Education Program，MAREP）。该项目的目的是与被诊断为痴呆症的老年人、他们的家人和专业人士建立真正的伙伴关系，目的是增加这些伙伴的幸福感，并提高痴呆症患者的能力和贡献。该项目尤其促进了一系列指导策略的制定，这些指导策略出于上述合作伙伴之间的密切合作，旨在提供改善相关人员生活质量的实用策略。

其中一个指导策略专门涉及了对个人有意义的休闲活动的作用。从老年痴呆症患者的角度出发，它具体探讨了与这些活动有关的各类问题。它包含以下题目：我们能够自我表达和成为自己；

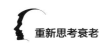

在放松与活动之间找到平衡；为人们提供乐趣、欢笑和享受生活；为我们的社区献出一己之力；面对生活压力拥有自由的感觉；与我们的朋友和家人互动；提供面对挑战、成长和发展的机会。指导策略还涉及老年人参加休闲活动时可能遇到的障碍，并给出对反思方式的建议：个人障碍（身体变化、动机、情绪低落），社会障碍（孤立、缺乏支持、社会关系发生变化）和社会与制度障碍（交通工具的可用性、污名化和不理解、能参与的有意义活动的数量）。最后，它为老年人和亲属提供了一系列建议和策略，目的是增加他们有意义的休闲活动的参与度。

最后，应该指出的是，强调休闲活动（从多样性的角度，包括志愿活动、社团活动和军事活动、对他人的帮助），正是使自己摆脱社会即生产主义的看法，这种看法使人们偏激地认为应该增加老年人从业、老年人的专业工作，并推迟退休年龄（见第5章第2节）。

3.9 与痴呆症共生：艺术活动的作用

正如伍兹（Woods，2012）所指出的，如我们在上一点中看到的那样，改善老年痴呆症患者的幸福感和生活质量，不仅仅局限于使用带有治疗色彩的干预，某些专注于日常生活的心理社会干预措施也可以促进这种改善（参见第3章第4和第5节）。最重要的挑战在于如何鼓励老年痴呆症患者参与旨在面向普通人群的社会和机构（体育、文化、协会）的活动，使他们能够与他人互动（尤其是从代际角度出发），以获得快乐、个人发展并发挥有益的社会作用。伍兹认为，我们即将进入一个新时代，在这个新时代中，除了医疗和护理方面的问题，我们还将学习与老年痴呆症患者保持良好关系，并造福所有人。

　　波兹（Potts，2013）还呼吁开阔思路，改善诊断患有阿尔茨海默病的人们的生活质量。他指出，从促进他们的创造力、自我表达、沟通、理解和重拾尊严等方面开阔思路，使他们的生活尽可能更美好。这与纳塔莉·里格（Natalie Rigaux，2009）引用的卡特赖特（Cartwright）的观点不谋而合，即"像炼金术士寻找点石成金的方法那样，鼓励照护者和被照护者从日常生活中的'普通金属'开始，创造愉悦和有意义的时刻"。波兹认为，各种形式的艺术都特别有助于实现这一目标。艺术活动也可以助力生活记录的传播（这是一种认同感和个人连续性的重要因素），这是无法以传统方式共享的。借用波兹文章的标题，可以将艺术创造力视为"保存人格或个人身份的艺术"。

　　致力于以痴呆症患者作为观众或演员实现艺术活动的研究

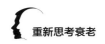

非常稀少，而且这样的研究通常在方法论上容易受到批评。但是，它们确实提供了令人鼓舞的数据，表明参与艺术活动可以改善人们的社会融入度、强化心理健康，增加自信心，能够热情、愉悦地和社会保持联系，并减少焦虑、沮丧或攻击性行为。

例如，卡米克和同事们（Camic et al.，2013）基于定性数据，证明了10位痴呆症患者和10位密切照护者参加合唱团（持续10周）可以增加这些参与者的幸福感。同样，彼得雷斯库和同事们（Petrescu et al.，2013）证明，一个诗歌写作研讨会（在所有参与者面前朗诵诗歌，并最后出版了一本诗歌合集）使4名参加该活动的痴呆症患者受益（通过与每位参与者的谈话记录了受益点）。这些益处因人而异，涉及的方面包括个人效率感的提高（减少负面刻板印象）、个人发展的可能性更高、与逐渐衰老斗争或对建立这类研讨会活动的贡献。此外，比灵顿和同事们（Billington et al.，2013）研究了与痴呆症患者进行小组阅读的影响：大声阅读文学作品和诗歌的节选，并分享对这些文本的个人看法，始终鼓励参与者体味当下的阅读体验。基于有限的定量和定性的数据，他们发现，这些阅读活动有助于降低痴呆症的严重程度（从行为和认知角度）。此外，对护理人员的访谈表明，老年人的健康状况也有所改善。

艾克拉和同事们（Eekelaar et al., 2013）更详细地探讨了轻度至中度痴呆症患者参观美术馆的效果。参与者对伦敦的杜尔维治美术馆（Dulwich Picture Gallery）进行了3次每次30分钟的参观。参观期间由文化宣传员带领（根据特定主题：肖像、风景和叙事绘画，每次讲解2到3幅画）。每次参观之后，进行1个小时的研讨活动，在此期间，老年人在艺术治疗师和宣传员的陪同下（为老年人提供必要材料、美术馆中所见绘画的复制品和艺术书籍），受到鼓励进行绘画创作（任何形式）。痴呆症患者由密切照护者陪同。从方法上讲，在参观美术馆期间以及在艺术创作过程前、中、后期，研究对痴呆症患者和照顾者进行了半结构化访谈（与美术馆的画作有关的开放式问题）。并根据不同的维度，尤其是在情节记忆和语言流利性方面，记录访谈并分析内容。此外，还进行了为期4周的随访。

结果显示，与研讨会活动前的访谈情况相比，在研讨会活动期间，就过去生活事件的记忆、先前研讨会的记忆和个人描述性信息、事实性信息的共享而言，痴呆症患者的情景记忆得到了改善。口语流利性的结果，也是向着相同的方向发展，但是这种改善并不是那么明显。此外，这些改善在会后访谈以及在4周后的随访中仍然存在。密切照护者确认了这些改善，同时

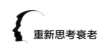

也注意到参与者的注意力和投入度有所增加,情绪和自信心得到提升,孤独感降低。他们还强调了与痴呆症患者分享生活经验的情况。研究者认为,这些改善可能与对美术馆参观以及美术馆令人印象深刻的建筑环境的情绪反应有关,这将促进人们提升参与度。但是,他们也认识到有必要进一步研究这种艺术方法的积极影响以及与之相关的机制。

一项对过往被诊断为痴呆症的人群中开展艺术活动(音乐、绘画、戏剧、舞蹈/动作)的各类研究(发表于1990年至2010年之间)的系统性回顾,显示了迄今为止进行的大部分研究存在研究方法的缺陷(Beard,2011):实验设计不够严谨、安排的活动和方法规范不明确、特定假设很少、纵向跟踪不足、效果评估常常不完整或缺乏有效性、没有对数据的系统分析等。彼尔德(Beard)指出,很少有人直接询问老年人对艺术活动的感受。此外,这些活动很少应用于患有早期痴呆症的人或患有痴呆症的居家人群。关于音乐活动,也有其他研究得出了大致相似的结论(McDermott et al.,2012)。彼尔德还指出了大多数研究都是从医学角度或者以照护者的观点为中心评估了艺术活动对临床方面的有益影响,即减轻症状或缺陷,例如行为障碍。很少有针对当事人的幸福感、个人生活充实感、各类活动带来的快乐以及与他人(包括亲属)分享艺术经验等问题的研究。实际上,即使无法证明从艺术活动中获得的长期"益处",我们也不应该阻碍开展更多这类活动。艺术活动不应被视为一种"疗法"或"用来给人们找些事做",而应是一种"生活方式"。

值得注意的是,对风景画和照片的美学判断稳定后(两周后),在痴呆症患者中开展艺术活动就变得更加容易,同样,当对人像画的美学判断稳定后,在被诊断患有阿尔茨海默病的人中开展艺术活动就变得更加容易(该稳定情况和对照组参与者类似,并总体上和不同严重程度的阿尔茨海默病患者一致),尽管他们在明确识别刺激的任务中的表现处于偶然的水平(Graham et al., 2013)。虽然语言能力严重退化,但在诊断患有额颞叶痴呆症的人群中也观察到了这种美学偏好的稳定性(Halpern & O'Connor, 2013)。在诊断患有阿尔茨海默病并表现出明显认知缺陷的人群中,还观察到了各种类型的音乐能力,例如,熟悉音乐的识别、音高和旋律的感知、熟悉歌曲的歌词记忆等(Sarkamo et al., 2012)。

最后,还有一个问题是如何将艺术活动和老年人生活社区(他们的城市、城镇或照护机构)结合起来。参与式社区艺术(ACE)得到特别支持和发展,为老年人融入社会提供支持。通常,ACE项目提供一个环境,在该环境中,专业艺术家与人们(尤其是老年人)合作,创作与参与者生活社区相关的主题作品或进行表

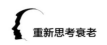

演。这项作品或表演最终将在公共场所进行展示，使整个社区可以接触并欣赏它。艺术家的技能和专长以及参与者的个人知识、创造力和生活经验都在艺术创作过程中得到重视。

穆迪和菲尼（Moody & Phinney，2012）最近的研究（用16个小时观察参与者，9次访谈和文件分析）显示，在温哥华开展的ACE项目有效地促进了参加活动的20名老年人（确定有社交孤立风险）的社会融合。的确，老年人在社区中扩大了他们的关系网络，他们的贡献得到认可和重视，通过共同努力实现共同目标，他们与该小组的其他成员建立了牢固的联系。这些数据表明，参与社区艺术项目可以对老年人的社会融合和身份支持中发挥重要作用。

3.10 代际接触：老年人生活的重要维度

多项研究表明，代际环境增加了无痴呆症的老年人积极的情绪、自尊心和生活满意度，并优化了认知功能，尤其是记忆（参见Kessler & Staudinger，2017a）。此外，涉及老年人和青少年的代际接触会增加老年人认知和情感的复杂性，也就是说，让其以开放、宽容和复杂的方式看待人与事（Kessler & Staudinger，2017b）。这些接触也可能对青少年的心理功能（亲近社会和身份认同）产生有益影响。此外，涉及老年人和青少年的代际关系有助于减少与年龄有关的负面刻板印象（Fox & Giles，1993）。同样，黑曼和同事们（Heyman et al.，2011）指出，学龄前儿童（约4岁）可以自发地与老年人互动并以更有组织的方式（通过开展代际活动）给老年人带来更多积极的态度。与生活在传统托儿所中的儿童相比，与老年人互动的儿童的健康状况更好。学龄儿童方面也得到了类似的结果。顿海姆和卡萨丹特（Dunham & Casadonte，2009）的研究显示，让老年人在小学或初中教育班里协助教师工作，可以增加孩子们对老年人的积极态度。此外，儿童对班级的老年人的具体态度的改变，是预测儿童对老年人帮助需求的最重要指标。

很少有研究探寻代际关系对老年痴呆症患者的影响。坎普和李（Camp & Lee，2011）最近回顾了3项研究的结果，在这些研究中，他们建立了涉及老年痴呆症（轻度至重度：简易精神状态评分5分至25分）和学龄前儿童（2至5岁）的代际项目。老年人是从日托中心或长期照护机构（集成在较大的护理中心）中招募的，而儿童是在这些机构的工作人员子女所在的托儿所招募的。这些项目基于蒙台梭利式活动，旨在适应老年人和儿童的特定能力。于是，老人参与孩子进行日常生活活动（例如，折叠或挂衣服、擦玻璃或眼镜、擤鼻涕），认知活动（例如，将物品

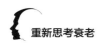

分类为夏季与冬季，快乐与不快乐，有生命与无生命），驱动行为（例如，使用钥匙、螺丝刀等工具），感官体验（例如，识别香气或声音），语言和数学技能的学习活动（例如，学习音素、数量和物品的对应关系）。

儿童和老年人两两成对活动，在20至30分钟的课堂中，进行适合自己能力的活动。每个老年人都必须与多个孩子互动，反之亦然。观察活动的工作人员会在必要时提供帮助。当老年人有更多问题时，孩子和该老年人可以更多地以团队形式进行活动。当有更大问题的老年人观看孩子的活动时，他会被要求参加儿童的活动或两者同时进行（例如，画木头块）。这两项研究（每周进行两次为期六个月的活动）的结果主要表明，比起标准活动条件下进行的活动，蒙台梭利式的代际活动促进了更具建设性的参与（老年人更积极地参与活动或互动）。但是，当老年人回到正常活动时，这种建设性水平较高的参与活动并不会持续。尽管研究仅在有限的老年人中开展，并且没有深入评估，但这些初步研究表明，蒙台梭利式活动是对诊断患有痴呆症的老年人启动代际计划的有意义方式。

钟（Chung，2009）回顾了一个为期3个月的怀旧项目的意义，该项目从代际发展的角度出发，涉及诊断患有早期痴呆症的老年人（$n = 49$）以及年轻的志愿者（青少年和年轻人；

$n = 117$）。每位老年人分配了2名志愿者，每组参加了12次回忆活动。志愿者经过初期培训（通过角色扮演和示范），然后在整个项目中，在具有相关资质的专业人员的支持和鼓励下，他们充当促进者的角色，鼓励老年人分享和讨论过去的活动和经验。他们还帮助老年人制作了个性化的生活手册：为他们准备了15个主题，重点关注青春期和成年期的积极和愉快的经历。

干预前后的比较表明，老年人的生活质量显著提高，抑郁症状显著减少。此外，年轻的志愿者对痴呆症患者的态度更加积极，对这些人群的理解也有所提高。志愿者们还说，怀旧项目还使他们能够反思自己与年长亲人的关系，并提高与老年人的沟通技巧。注意，该研究只是初步阶段，特别是它没有使用对照条件。

在一项随机对照研究中，乔治（George，2011）探讨了一个代际项目为痴呆症患者带来的有益影响。该项目在美国克利夫兰的一所代际学校中开展，学校的创办者是彼得·怀特豪斯和他的妻子。研究选择了2个班级（一个班级是5至6岁的儿童，另一个班级是11至14岁的儿童）和15位老年人参加：老年人的平均年龄超过80岁，他们都住在照护公寓（旨在为仍然具有自理能力的老年人提供各种便利服务的机构），均被诊断为轻度至中度痴呆症，既没有抑郁也没有严重焦虑。他们被划分在

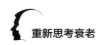

"干预组"（$n=8$）和对照组（$n=7$）。在"干预组"中，参与者来回交替在5至6岁儿童的班级和较大儿童的班级，每次活动1小时。在年纪较小的班级中，老人与儿童互动的方式是唱歌、小组阅读和写作。在较大儿童班级中，他们与2至3名学生组成小组一起参加代际生活故事会。总之，"干预组"的老年人在课堂上完成了20个小时的志愿者工作。在对照组中，老年人与主持人会面了8次，讨论了成功衰老的主题。

在代际干预之前和之后，或者对照组活动之前和之后，研究分别对参与者进行了各种问卷调查（评估压力、抑郁、目的感和自我价值感受）以及简易精神状态评价测试。此外，在代际干预之前、期间和之后，参与者进行了20至40分钟的个人访谈。在老年人的照护公寓以及在学校的志愿活动中，研究也对老年人进行了直接观察。最后，研究对照护者、家人以及学校和照护公寓工作人员进行了结构化和非结构化访谈。

通过对两组的问卷调查和简易精神状态评价数据进行比较，结果显示参与者在接受代际干预后，压力显著降低，而对照组的参与者的压力则有所增加。对参与者和工作人员访谈中的定性数据进行的主题分析以及观察结果表明，代际志愿服务对老年人的生活质量产生了积极影响，这是通过三个方式实现的：从健康角度感受到的益处（精力充沛、压力和抑郁减轻、认知功能的刺激），有目标感和自我价值感（教孩子的快乐、回忆、保持社会角色），以及有关系感（身体上的亲近、通过"代管"接近孙子一代的儿童、接受和互惠）。尽管参加这项研究的老年人数量有限，但结果非常令人鼓舞，这方面要进一步研究。乔治指出，未来的研究可以通过定量和定性评估方法相辅相成，并从定量角度探讨生活质量中非言语（表现）的一面，而不是只分析语言表达。

总之，代际接触对没有大脑老化与认知衰退的老年人的益处似乎已得到证明。此外，代际接触可以促进儿童和青少年对衰老和对老年人的态度发生变化。然而，只有少数研究考察了代际项目对被诊断患有痴呆症的人的益处。这些研究显示了这种干预措施的有益效果（减轻压力、改善生活质量、增加建设性参与），但是由于这些研究在方法论上有局限性以及往往是初步研究，导致无法得出最终结论来确定这类方法的益处以及所观察到的变化涉及的机制的性质。

针对代际项目对老年痴呆症患者的影响进行更系统、更深入、更严谨的探索是一个重要的研究方向，它应该能够获得相应的资助。也应该考虑更多方式，来建立更多代际生活场所（城市），以改善各个年龄段的人的生活水平，尤其是儿童、青少年和老年人，包括患有痴呆症的人。

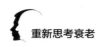

代际城市的目标规模（Van Vliet，2011）

－ 物理环境的布局

－ 接近自然的机会

－ 出行的规划（步行安全）

－ 住房和照护机构

－ 教育、帮助和照护服务

－ 参与市政决策过程

－ 公民参与和责任

－ 社区参与的机会

－ 预防措施（体育活动、营养、压力等）

－ 社会不安定感

－ 跨文化关系

－ 减少刻板印象（无论是对老年人还是对年轻人）和心理
障碍的医疗

更高程度的代际关系可以在世代之间形成更多的团结力
量。乔治和同事们（George et al.，2011）认为，代际关系、
教育的代际实践，以及促进健康和幸福感，可以极大地增强社
会、公民和环境责任感，并帮助当下和未来的各代人面对我们

的世界所面临的社会和生态挑战。

建立代际关系是VIVA协会（"重视并融入，以另一种方式老去"协会）的重要目标之一，我们在我们的城市（位于日内瓦郊区的朗西）成立了该协会。通过这个协会与地方协会和行政机构合作，该项目不仅以促进各代人之间的团结为目标，更希望重视并挖掘老年人的潜力，鼓励他们参与公民活动，打破他们的孤立并尽可能长地保持与社会的联系。我们制定的行动，也是老年人直接提出的行动，它围绕着各个方面，特别是预防（体育活动、互动性的文化出游、社会参与等），沟通（讲座、当地报纸专栏）和各种干预措施（社区咖啡和早午餐、艺术和文化活动、童年故事的收集和分享、围绕阅读、戏剧和创造性活动进行的代际项目）。我们正在与日内瓦大学合作，希望展现其中一些活动的有益影响。此外，跟怀特豪斯和他的妻子创办的代际学校一样，我们目前正在与朗西的一些学校合作开发一个项目，旨在使老年人（包括有认知问题和/或长期住在照护机构中的老年人）参与到某些学校活动（代际接触、对困难学生的支持等）中。最后，我们还考虑在朗西建立一个参与式社区艺术项目。

?

第4章

**老年人长期照护机构的
文化变迁**

摆脱大脑老化与认知衰退的医疗化，也是在改变老年人长期照护机构的机构文化。广义而言，是要从以往的专注于医疗问题、安全性、统一性和官僚作风等，转变成将机构常住人员作为一个独特的人而非患者的观念。这种转变的目的是改善其健康（心理、身体和社交）和生活质量。

国际上广泛的共识是，大多数老年人长期照护机构，特别是那些接收痴呆症老年患者的机构，目前的组织和运作方式都未将上述方面列为首要关注事项。对机构常住人员进行询问时，他们自己认为在这类机构中并未得到自己的尊严。

4.1 一所没有栅栏的监狱，一片寂静的世界

海格斯塔德和诺维德（Heggestad & Nortvedt，2013）进行了一项定性研究，以探索长期照护机构如何伤害了诊断患有痴呆症的常住人员的尊严感。信息收集的途径是挪威的两个照护机构中的非正式观察和对话，以及对五名痴呆症患者更深入的定性访谈（与其经历相关的开放式问题）。

结果首先证实，即使患有严重的痴呆症，机构常住人员也能够表达自己的意愿。此外，他们提到了一些他们认为伤害了自己尊严的各种因素：在日常生活中自己做决定的机会有限，

完全依赖照护者，没有被当作人看待和没有在家的感觉。许多人还描述了一种被囚禁的感觉，正如下面对格蕾特（Grete）的采访中的摘录所显示的那样。格蕾特是一位生活在长期照护机构中的患有痴呆症的女性，现年86岁。

格蕾特 我在这里生活得很好；我们得到了我们想要的一切；我们得到食物、干净的衣服，等等，但是……

采访者 您说的是"物质上很好"，但是……您喜欢在这里生活吗？

格蕾特 您知道，这就像是一间没有栅栏的监狱。我觉得自己像个囚犯。我没有自由。

用格蕾特的话来说，仅提供最好的酒店式服务、最好的"医疗酒店"（为老年人提供服务、照顾和"延续生命"）是不够的。这是一个盈利颇丰的市场，专门从事养老院业务的企业数量激增就证明了这一点。老年人的愿望（参见Cadieux et al.，2013）是在照护机构可以感受到自己在各个方面（包括精神方面）都得到认可，能够表达自己的价值观、兴趣和成就，拥有私密的生活（包括身体和精神的完整、自主权和个人发展权、与他人建立和维持关系的权利，以及与外界的联系），可以控制自己的生活，能够自己做决定，能够直接参与与日常工作有关的决定，从属于一个社区并有归属感，充分参与生活并直接接触社会，能够经历并引发意想不到的和不可预测的交流互动和事件，能够有机会参与有意义的活动并拥有目标，发挥社会作用，能够帮助和支持他人。

我们还有很长的路要走！尽管社会环境是生活质量的重要组成部分，但许多患有痴呆症的常住人员独自度过了大部分时间，无所事事。对于这些常住人员，与员工的互动几乎是他们唯一的社交联系。尽管如此，据观察，员工与常住人员之间的互动很少，并且这一情况在30年来都没有改变（Ward et al.，2008）。患有痴呆症的常住人员平均每天有10%的时间与他人直接交流，有2.5%的时间与照护人员交流。此外，与照护人员的互动中，有77%是与护理任务相关，只有三分之一的接触涉及语言交流。因此，正如沃德（Ward）和同事所述，"沉默是护理接触的主要方式"。

然而，萨文德拉纳亚格姆（Savundranayagam，2014）通过分析在日常护理工作期间员工与患有痴呆症的常住人员之间的36次对话，显示日常护理为员工提供了很多可以围绕当事人进行积极交流的机会。例如，将常住人员看作一个独特的人而非患者，以名字称呼他，结合他的个人经历肯定他的个体性，询问他的喜好、欲望或需求，通过发起对话、扩大互动或引入重要元素来促进交流，承认他的情感或感受的真实性并在情感上做出反应。但是，研究者认为这些机会经常就被错过了。

对于患有痴呆症的老年人来说（没有痴呆症的老年人也是一样），长期照护机构在医疗方面的一个非常显著的要素是制服。实际上，工作人员经常穿着制服，通常被认为是出于卫生原因的考虑，而正如查拉斯和格齐尔（Charras & Gzil，2013）指出的那样，痴呆症在任何情况下都不能被视为传染性或感染性疾病。另一个原因同样令人质疑，那就是制服将有助于指引方向并提供环境指示。当然，正如许多研究表明的那样，制服也具有象征意义和身份意义：它确实可以帮助人们表现出他的职业身份以及与之相关的技能。无论如何，如果持续穿制服，这将妨碍以人为中心的观念。因此，查拉斯和格齐尔观察到，和与穿着制服的照护人员互动的痴呆症患者相比，在一定时期内与没有穿制服的照护人员互动的痴呆症患者的生活质量得分（由护理人员获得）更高。此外，照护人员报告说，他们主观印象上也认为照护人员不穿制服对老年人更有益处。照护人员还提到，他们在休闲着装的状态下，与老年人互动更自在。

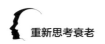

4.2　文化变迁的关键要素

老年人（无论是否患有痴呆症）长期照护机构的文化变迁包含不同层级的行为，可以总结如下（White-Chu et al.，2009）：

－提供个性化护理、干预措施和安排，优先考虑常住人员的意愿和习惯，而不是一味遵守护理质量行政标准。

－确保人们对生活和日常活动保持控制感和责任感。这意味着要听取并尊重他们的观点，并让他们参与日常活动的组织和开展（备餐、照料、活动、与社会的联系等）。

－鉴于语言是改变的有力推动者，应调整日常生活中使用的（幼儿化和病态化的）语言。

－不要把所谓的有问题的行为病态化。要改变完全从生物医学角度解释问题的方式（将这些行为自动归因于精神疾病、抑郁或其他疾病），解释问题时要思考常住人员行为的含义，以及可能导致这些行为的关系、情境和背景因素的角度。正如卡斯皮（Caspi，2013）所指出的那样，我们不应将行为视为"症状"，而应视为"表达"。

－与上一点类似，减少（经常出现的）过度用药情况，尤其是精神药物。有时药物的使用，是在当事人不知情（通过将其隐藏在食物或饮料中）以及未征得其同意的情况下进行的。为此，重要的是要充分考虑个性化的社会心理和环境干预措施。

　　– 构建较小规模的生活环境，使其更接近日常家庭环境，并且长期在同一环境分配同一工作人员，提供机会让常住人员接触自然和动物，拥有代际关系活动以及与社会的直接联系。

　　– 减少领导的结构层级，支持自我管理的团队工作形式。以人为中心的观点，应该"自然地"促进更多自我管理的实践，要让工作人员（主要被认为是促进者）和常住人员及其周围的人都参与进来。

　　这种居住和照护的理念和组织的改变必须是一个持续的过程，同时还必须考虑到老年人的文化特点。它也应该成为实证研究的课题，来评估改变的意义，并确定它们对不同人造成影响的性质。

　　迄今为止，世界各地的长期照护机构中都在进行着不同的机构文化变迁。尤其是美国的"伊甸园方案"，该方案旨在通过遵循10项聚焦老年人的原则，来改善老年人的居住情况。

伊甸园方案中改造老年人居住状况的原则

　　（1）孤独、无助和无聊这3个关键点是让老年人难受的主要原因。

（2）以老年人为中心的社区致力于创造这样一个人类居住环境，在这里，人们可以与植物、动物和儿童亲密且长期接触。这些关系为年轻人和老年人提供了生存的理由。

（3）充满爱心的陪伴是寂寞的解药。老年人应该可以很容易地跟他人和动物相处。

（4）在以老年人为中心的社区，你既能提供照护，也能接受照护，这是无助感的解药。

（5）在以老年人为中心的社区中创造一个通过其中发生的不可预测的意外互动和事件，来增加生活的多样性和随机性的环境。这是无聊的解药。

（6）毫无意义的活动侵蚀着人类的思想。能做有意义的事情对健康至关重要。

（7）治疗必须要服务于整体照护，而不是本末倒置。

（8）在以老年人为中心的社区中最大限度地减少官僚和指导机关的权力，将决定权尽可能留给老年人或老年人的亲人，由此对老年人表示尊重。

（9）建立一个以老年人为中心的社区是一个永无止境的过程。

（10）明智的领导方向是与3个关键点做斗争。这方面没有替代方案。

法语国家和地区中也同样开展了其他实验，例如法国的可多思机构，魁北克的"活在当下之家"机构和瑞士的博勒加尔机构。除了这些独立的实验以外，近些年，为了更尊重"人"，我们观察到各地出现了各种大规模的运行网络，目的在于改变人们对老年痴呆症患者入住长期照护机构的看法。这个想法不断发展：在美国，约25年前就开始了这方面文化的变迁，尽管仍然是少数，但这一变迁趋势已经十分明显。2007年，在16 110个照护机构中，有5%已经采纳了以人为本的观念，到2010年，这类机构的数量增加到13%（Miller et al.，2010）。最近一份白皮书的发表也顺应了这一趋势，其中介绍了专家组对于这一变迁的建议。从同样的观点出发，杜普伊和同事们（Dupuis et al.，2014）描述了"老年痴呆症护理联盟伙伴关系"网络在加拿大开展工作的理念。该网络汇集了5所大学以及50个地方、地区和国家级的合作伙伴，它们代表了与痴呆症问题直接相关的各种团体（被诊断出患有痴呆症的人、亲戚朋友、长期照护机构的工作人员、协会成员等）。希望在讲法语的欧洲国家和地区中也建立这样有影响力的网络，以推动老年人长期照护机构的文化发生根本性变化，无论机构中的老年人是否被诊断患有痴呆症。

越来越多的出版物将重点放在可以触发或促进这种文化变

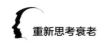

迁的特定因素上。我们接下来将谈谈其中的一些，就从长期照护机构的管理开始。

4.3 知者为师

以老年人为中心的长期照护机构，应尽量减少官僚主义和指导机关的权力，将最大的决策权交给老年人和与其最亲近的人。这确保老年人在日常事件中保留有控制感和责任感。不幸的是，生活在长期照护机构中的老年人仍然经常被视为被动、无能和具有依赖性的，是不能在改善自己生活质量的过程中发挥积极作用的主体。

舒拉和同事们（Shura et al., 2011）通过开展参与式行动研究（PAR）来探索这个问题。该研究的目的是通过机构常住人员的主动参与并发挥他们的专长，来推动长期照护机构的文化变迁。在这项名为"知者为师"的探索性工作中，根据"伊甸园方案的原则"（请参见上文），一个位于克利夫兰的长期照护机构设立了7个小组。每个小组由4至7位常住人员、1至2位家庭成员和1至3位工作人员（全部为志愿者）组成。小组每周聚集1小时，为期4个月。参加这些小组的常住人员在身体机能和认知上都有不同的障碍，但没有因特殊情况（包括诊断为痴呆症）而被排除在外。在每个小组中，都有2名促进者，他们以非指导性的方式，支持集体活动过程，鼓励讨论，让参与者除了抱怨之外，也能提出改变建议，同时提醒他们自己的观点和经验都非常重要。

总体而言，在这7个小组中，参与者之间的关系更加密切，他们围绕改善社区生活，提出了想法和建议。其中的一些想法在研究期间已经付诸实践。讨论中出现的主题涉及改善机构的做法和组织，突出了机构常住人员的成就、才能和能力，加强了常住人员、工作人员和家属之间的关系，创造了参与社会活动的机会。

例如，一个小组发现了一个问题：由于缺乏对工作人员的了解，机构常住人员无法认为自己完全属于这个社区。因此，建议与工作人员多见面，以获得他们更多的信息，编写一本工作人员手册，里面配有照片和个人经历信息，这些照片和信息可以定期分享更新。在另一组中，研究者重点关注那些缺乏社交机会，特别是行动能力低的人，通过建立志愿服务机构，来帮助当地文化组织传播他们的活动。

另一个小组则就每天报纸中收集的信息进行交流，以更好地了解其他人在照护机构中的经历。研究还建议开展与机构常住人员专长有关的活动，例如，有一名常住人员曾经是记者，他就围绕机构发生的事件撰写通讯稿（"居民公报"）。这就是从常住人员自身的角度出发，与其他受限制很大的常住人员共享信息。

一些参与者指出了常住人员与工作人员之间的共情和沟通问题，考虑采取各种手段加以改善。例如，制定一系列规则和原则，来保证良好的态度，鼓励相互敬重与赞扬，促进真正的交流。这需要社区的所有成员遵守。或者，为了更易于工作人员与患有严重痴呆症的人交流，可以多用眼神、微笑或触摸等方式。另一个小组甚至考虑了开展联合戏剧活动的可能性。还有其他建议：通过各种措施改善用餐环境舒适度，例如降低照明亮度，使用棉质桌布而不是纸质桌布，让夫妻拥有两人单独的桌子，允许常住人员帮助员工布置餐桌，为坐在轮椅上的常住人员提供更多空间。

这项初步研究的结果表明，参与式行动研究是一种切合实际的研究方法。通过增加参与者的参与度，并调动他们的专长，来制定想法和计划，以改善他们在长期照护机构的生活。同样，因为参与者有机会参与社交活动并展现自己的技能，这种类型的小组似乎也对参与者产生了积极的影响。例如，一些机构常住人员已经与工作人员协商，目的是不让其他活动影响他们参与该项研究活动。但是，研究仍需进一步进行，以检验这些小组活动引起变化的实际程度，从而改善机构常住人员生活品质，提升员工满意度、照护机构开放程度和社会参与程度。同时还应该确定具体哪些条件使工作人员的日常参与达到最佳状态并促进这些小组的可持续性（机构支持、工作安排、动机）。

从另一个角度出发，比尔和同事们（Beer et al.，2010）探讨了与评估长期照护机构中痴呆症患者的生活质量相关的因素。他们比较了老年人自我评估（患有急性疾病、出现妄想或处于疾病晚期的人除外），密切照护者评估（主要是老年人的家庭成员，且在上一年中每周至少拜访老人一次）和护理人员评估（认识老人至少2周，并且观察常住人员至少10次或者最近2周内总计至少1小时）。

诊断为痴呆症的人总计351人，年龄在65岁以上，简易精神状态分数为24/30或更低。老年人、其密切照护者和护理人员使用"阿尔茨海默病患者的生活质量量表"对老年人的生活质量进行了评估。老年人可以通过圈出答案或口头回答方式作答。13个问题中仅回答出2个或2个以下问题的人被排除在分析之外。此外，密切照护者和护理人员还完成了"与阿尔茨海默病相关的生活质量量表"调查问卷（该调查问卷评估了五个方面：社交互动、自我意识、感觉和情绪、活动的乐趣、对环境刺激的反应），并确定了以下生活质量的预测指标：年龄、性别、体重、

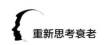

药物数量、简易精神状态评分、自我评估的疼痛或根据疼痛观察量表上测定的疼痛、社会情感行为障碍、身体束缚或受阻、上个月出现跌倒次数、近一个月住院次数、针对个人情况的小组讨论等。

主要结果显示，64%痴呆症患者能够评估其生活质量。此外，护理人员和密切照护者都对老年人的生活质量进行了评估，评估结果明显低于老年人自己对生活质量的评估结果。在身体受阻、最近跌倒并报告疼痛（或观察到的疼痛）方面，老年人自己的评估结果较低。相反，对于那些患有严重认知问题、表现出行为问题和在上个月跌倒的老年人，密切照护者和护理人员对老年人生活质量的评估则更低。最后，认知障碍、针对个人情况进行的小组讨论、住院和社会情感行为障碍，与护理人员进行的生活质量评估是独立相关的。

总之，这些数据表明，被诊断患有痴呆症的人们可以评估其生活质量。而密切照护者和护理人员则低估了老年人的生活质量。结果还指出老年人自己对生活质量评估的有效性，这些自我评估与客观上可观察到的因素（身体受阻和痛苦）相关，而这些因素对生活质量的影响也在预料之中。老年人的自我评估和密切照护者及护理人员的评估可能与不同因素有关。这表明密切照护者和护理人员与老年人之间的关系可能会影响他们

对老年人生活质量的看法。最后，应该指出的是，相比于护理
人员，家庭成员提供的评估结果更接近于老年人的自我评估
结果。

4.4 对自我存在的控制感

20世纪70年代进行的研究表明，干预措施可以使生活在长
期照护机构中的老年人做出更多个人选择，并获得对日常事件
更强的控制感和责任感。这对老年人的心理功能和身体健康
可以产生积极影响。例如，朗格尔和罗丹（Langer & Rodin，
1976）比较了住在长期照护机构中的两组老年人。在（"需要负
责任的"）第一组中，以下事实引起了研究者的注意：老年人中
的许多人并不了解他们在该机构中可能拥有的一切，没有认识
到他们可以通过向工作人员表达自己的意愿，来改善照护机构
中的生活条件。他们还被告知，如果愿意的话，可以在房间里
种一棵植物并由自己来照顾。此外，他们可以按照自己的意愿
布置房间，并选择两个夜晚中的一个作为电影之夜，观看一部
电影。在第二组（"对照组"）中，主要重点则放在工作人员对
机构常住人员幸福感的责任心方面。工作人员发给老年人一盆
植物作为礼物，并告诉他们，工作人员会照顾它。此外，老年

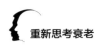

人还被告知，他们的房间将尽可能按照漂亮的原则来布置。最后，工作人员为老年人安排了一个电影之夜。

结果表明，"需要负责任"组的人比对照组的人感到更加快乐、主动和活跃。此外，护理人员报告称"需要负责任"组的人有了显著改善（"需要负责任"组中93%的人被评估为有好转，而有好转的情况在对照组中只有21%）。护理人员还提到"需要负责任"组的老年人进行了更多的人际交往活动（例如拜访机构内外的其他人、与工作人员交谈），被动地看电视时间减少。根据医生的评估，"需要负责任"组中的老年人在电影放映过程中更专注，他们的整体健康状况也得到了更大的改善。最后，经过18个月的随访，更为惊人的结果是，对照组的死亡人数是"需要负责任"组死亡人数的2倍。自朗格尔和罗丹开展早期工作以来，其他研究也证实了老年人拥有控制感的重要性（参见Mallers et al.，2014）。

因此，这些数据表明，我们可以通过赋予老年人做决定的权利，从而增强他们的能力和控制感，进而减少衰老带来的某些问题。但是需要注意的是，随着年龄的增长，老年人期望得到的控制感存在很大差异：在某些情况下，对活动、环境或健康的更多控制可能导致更多的压力、担忧和自我批评（Rodin，1986）。

4.5 依赖关系、照顾他人的可能性、自尊心增强和感受到有能力

　　一个真正以老年人为中心的社区，应该能为老年人提供易于与他人（包括与儿童）建立陪伴关系且具有持续性关系的可能性。这是孤独的解药。德拉吉赛和同事们（Drageset et al.，2009）针对挪威一家长期照护机构中的227名常住人员进行了一项研究，探讨了社会支持对与健康相关的生活质量的重要性。作为研究对象的老年人能够进行对话，并在该机构中生活了至少6个月，没有明显的认知障碍。

　　研究在面对面访谈期间评估了多个因素。首先，通过4个方面的问卷调查来评估社会支持：依赖关系（是否有能从他人处获得安全感的人际关系）、社会融入（与老年人关注点与利益点相同的社会网络）、个人价值得到认可的感觉（能力和自尊心）以及照顾他人的可能性。研究还提出了一个评估连贯性的问题：也就是对于老年人来说，评估他对自己所生活的世界有多大程度上的了解，是否能够处理所面临的处境并赋予其意义。此外，研究还对参与者进行了问卷调查，以评估与健康相关的生活质量：身体机能、总体健康、心理健康、身体疼痛、由于身体或情感问题而导致的角色限制、社会功能、活力以及过去一

年总体健康的变化。

结果表明，依赖关系程度与心理健康质量评估相关。个人价值得到认可的感觉水平（能力和自尊心）与活力评估相关。照顾他人的可能性与社会功能质量评估有关。此外，当分析包括连贯性时，照顾他人的可能性与社会功能之间的联系，以及有关个人价值认可的感觉和活力评估之间的联系仍然存在。连贯性还影响所有与健康有关的生活质量评估。

综上所述，这些数据证实某些特殊关系的存在（让自己感到安全的）以及照顾他人的可能性，是影响长期照护机构中常住人员生活质量的重要因素。这些结果意味着要建立一个概念框架以及干预项目，目的是优化长期照护机构中的社会互动。应该注意的是，德拉吉赛和同事们所开展的同类型研究也针对患有痴呆症的人，理论上，我们有理由认为上述研究者所观察到的关联性对这一群体也适用。

4.6 改善老年人长期照护机构中的沟通：少说"奶奶"或"爷爷"的语言

我们刚刚看到，社会支持和社会互动会对长期照护机构里的老年人生活质量产生重大影响。然而，这些照护机构往往不能真正满足老年人在社会支持方面的需求。另外，对照护机构中的沟通进行的分析表明，对话数量相对缺乏，话语主要针对正在进行中的任务，而且所用的语言反而鼓励了老年人的依赖性。由此，我们经常观察到一种沟通风格，这种沟通风格被称为"老年人"式讲话或者带有优越感的讲话。

通过这样的讲话方式，工作人员可能在没有真正意识到的情况下，增强了常住人员的依赖性，并增加了他们的孤立感以及抑郁情绪。这将进一步导致身体、认知和功能日渐衰退。研究还表明，"老年人"式讲话与痴呆症患者对护理的抵抗有很大关系（Williams et al.，2009）。这种"老年人"式讲话的特点是节奏较慢、语调夸张、声音较高、音量较大、很多重复、词汇和语法简化、使用昵称缩略称呼（比如"奶奶""爷爷"……）、句子结尾处增加疑问短句（"……，对吗?"）、使用集体代词（"所以我们准备好洗手了吗?"）或甚至直接以"你"来称呼。

这些语言变化在很大程度上受到了衰老的负面刻板印象的影响，即认为老年人不善交流。但是反过来，这种"老年人"式讲话会导致自尊下降、社交退缩、抑郁，且出现与刻板印象相符的依赖性行为。研究还表明，发音的改变、较短的句子和较慢的言语并不能让老年人更好地理解语言本身的意思，但是会带给他们负面的感受（Kemper & Harden，1999）。这并不意味

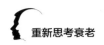

着，在交流中不能考虑适应性，特别是在与患有痴呆症的老年人互动的时候，但使用这些适应性的语言的前提是始终考虑对当事人的尊重和他的自主权。

威廉姆斯和同事们（Williams et al.，2003）评估了一个简短项目的有效性（项目共分3次活动，每次1小时）。该项目旨在增强合格护理人员的意识，使他们能在与老年人的沟通语言上做出改变（尤其是"老年人"式讲话）。该项目也教授护理人员增加沟通次数的策略。项目分别对培训前后护理人员与老年人之间的互动进行录音。该项目包括简短的演讲、小组讨论和角色扮演，其目的是练习不同的互动方式。该项目的一个重要组成部分是展示照护机构内实际互动的视频录像以及与演员的模拟互动。参与者被要求点评所观察到的互动，并采用更合适的策略来再现场景。参与者还查看了与常住人员交谈的摘录，以评估自己的沟通情况。

根据从培训前后录制的录音中随机抽取的摘录，评估人员小组对沟通进行了各个维度的评价。项目结果表明，在培训后，沟通在不同维度都发生了显著变化：昵称缩略称呼和集体代词的使用频率减少，句子长度增加，对人的尊重增加，控制和支配的表达减少。项目尚未对常住人员的反应进行正式评估，但一些实时的反馈表明，常住人员已经意识到护理人员在语言层面的改变。这些数据表明，一个简短的提高认识和学习能力的方案可以促使工作人员改变"老年人"式讲话。但还应该进行进一步的研究，以考察这些变化对机构常住人员（尤其是痴呆症患者）认知和情感的长期影响，以及他们对沟通参与和对护理抵抗的影响。

4.7 进食的重要性

　　进食不仅对身体的生存至关重要，更是一个进行感官体验、社交互动和情感交流等的非常特殊而重要的时刻。人可以通过饮食方面的个人喜好、习惯和社会心理活动来表达自己的身份。从这个角度看，必须特别注意长期居住机构中的痴呆症患者在就餐时遇到的困难，并且必须从多方角度思考以解决困难。这需要考虑到人们以前就餐的情况（那些会影响用餐礼节、喜好、应季要求等的社会、文化、教育因素），饮食在照护机构中的特征（膳食组成、日常膳食节奏、表达自己饮食偏好的可能性），老年人与其他常住人员及护理人员之间的互动，就餐环境（噪声水平、干扰、视觉和声音装饰、餐厅的大小和家庭特征、座位的选择），以及会影响对就餐情境理解、行为适当性、自主进食和食物消化情况的认知、社交情感和运动感觉方面的障碍。

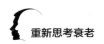

各种研究（参见Hung & Chaudbury，2010；Aselage & Amella，2010）显示，当机构常住人员看到可选择的食物，并获得允许选择自己想吃的食物和想吃的量的时候，他们摄入的食物将大大增加。同样，观察也发现，更好的照明和对比度（例如，在盘子和餐桌之间或在餐桌和地板之间）对用餐有促进作用。同样地，在较小的餐厅用餐也有积极作用。常住人员与照护人员之间的互动质量会影响进食量，且由同一名照护人员负责常住人员用餐时可以改善就餐期间的沟通。同时，就餐时听音乐可以降低烦躁程度。

另外，研究人员注意到机构常住人员参与饭菜准备和参与饮食周边的活动和社交互动也会带来有益效果。还应该指出的是，如果痴呆程度不同的人一起进餐，而在没有护理人员的情况下，认知障碍较轻的人可以帮助那些认知障碍较严重的人；当护理人员再次出现时，所有协助进餐的任务又都全部交还给了他们。

熊和绍德伯里（Hung & Chaudbury，2010）通过访谈、观察、与护理人员谈话等定性探索了进餐过程中有助于强化或破坏痴呆症患者的身份（个体性）的因素。研究对象分别居住在两个长期照护机构中：一个拥有巨大的L形饭厅（一侧有70名不需帮助就餐的常住人员，另一侧有20至25名需要帮助的常住人员，噪声很大，常住人员的特殊需求很少被顾及，饭菜在一个中央厨房里准备）；另一个有小餐厅，专门用于10至15人小组用餐（饭菜在中央厨房准备，并送进每个小组，但是每个小组内还有一个小厨房可以满足个人喜好）。这两个机构的常住人员的平均年龄分别为88岁和89.1岁。

通过对观察和谈话（涉及常住人员和工作人员）以及两个餐厅的对立情况的分析，研究人员发现了与用餐经历中的身份（个体性）维度有关的8个因素：

①工作人员与常住人员互动的速度。提供信息或行为动作太快，使常住人员无法理解，导致互动受限，从而妨碍了对常住人员需求的灵活考虑。许多老年人指出，工作人员行动太快时，自己会感到迷失。用餐期间，这种互动特征更加明显，这是制度和环境因素（工作人员人数太少，餐厅太大以及餐厅结构不合适，因为L形结构无法看到另一侧老年人的需求）所导致的。

②考虑到常住人员的需求。提供帮助和安慰要表现出同理心，而不是拒绝回答问题，或无视常住人员的明显需求。在这里，制度和环境因素也可能起了一定作用，例如，厕所设在离餐厅很远的地方，导致工作人员拒绝陪同常住人员上厕所，或更普遍地说，直接禁止常住人员在用餐期间上厕所。

③用餐时的认知刺激质量。噪声是在大型餐厅里用餐的常

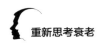

住人员抱怨的主要来源。另一个问题是存在言语侵扰行为。小组的工作人员可以用更个性化和灵活的方式进行管理。在小机构中，工作人员还可以确保烹饪的菜肴散发出令人愉悦的气味（例如，用烤箱烘焙蛋糕）；饭厅还装饰有小饰品、图片、窗帘等，这得到了常住人员的赞赏，还有他们能看到窗外景色，这可以引发更多对话并让等待的时间更加容易。

④尊重。将常住人员当作物品或孩子来对待，会伤害他们的尊严，并引发其攻击行为。这种缺乏尊重的部分原因是大餐厅的人员座位排列以及工作人员专注于手头工作，忽略了常住人员的需求。与尊重相关的另一个重要方面是了解每个常住人员在饮食方面的习惯和喜好的细节（与小餐厅相连的小厨房可以至少部分照顾到这些偏好或习惯）。

⑤承认常住人员的现实感受。要考虑到常住人员的现实，而不是指责他们的能力缺失，要关注他们的行为问题。

⑥认识到常住人员之间以及常住人员与护理人员之间的社会互动的重要性。坐在偌大的空间中，坐在很多人当中，或者不知道为什么自己坐在这儿而不是另一个地方，可能会导致常住人员感到社会孤立并迷失方向。

⑦让常住人员能有发展其保留能力的可能性。这是自尊的基本要素，因此需要进行干预，而且需要根据每个人的具体困

难和所保留的能力量身定制干预措施。

⑧让常住人员参与活动和对话。工作人员谈论常住人员时，如果忽视他们的在场，会大大加剧该常住人员的情绪困扰，导致大脑的清晰状态出现退化。

这项研究表明，干预还必须从多方面，包括个人、关系、制度和环境等方面进行，目的是使用餐场合更适于强化每个常住人员的身份认同感。

4.8 行为病态化

长期照护机构文化变迁的核心之一是对老年人病态化的质疑。老年人病态化，指的是将老年人的行为自动认为是一种疾病的直接反映。尤其是，这种病理学分析导致了对任何似乎偏离规范的行为的过度解读，或者导致了工作人员预先假定常住人员存在痴呆症或精神疾病，进而希望努力"治愈常住人员或患者"。根据基特伍德（Kitwood，1997）的说法，这种贴标签的过程构成了一种有害的社会心理学形式，导致了个体去人格化，也导致了自尊心丧失。

萨巴和李（Sabat & Lee，2012）展示了病理过程的一个非常有说服力的例证：一位患有痴呆症的退休将军是一家长期照护

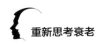

机构的常住人员。有天早晨，一个工作人员到他的房间探访，告诉他是时候洗个澡了。将军不愿洗澡，工作人员却愈发坚持，将军越来越抗拒，并最终对护理人员进行了身体攻击。该工作人员将这位将军标记为"无正常理由，不配合、有侵略性和态度敌对"。所有这些都被视为痴呆症的症状。结果，工作人员给将军开了一种药物，在药物的镇静作用下，他与其他人的互动能力要比之前退化很多。

如果我们考虑到更全面的社会背景，包括一个人的生活过往，我们就可以以非常不同的方式来解释将军的行为。将军是成年人，几乎不习惯被告知或命令做某事。毕竟，作为一名职业军官，他大部分时间都是下达而不是接受命令，他收到的命令都是比他级别更高的人发出的。而且，他一生都是自己洗澡，而不是在比他年轻的陌生人的命令下洗澡。在这种情况下，他的抵抗并不表示非理性的敌对或缺乏合作精神，而是因为从他的观点，他感受到自己受到了不尊重对待。因此，他的愤怒是合理的。而且，对方越坚持，他的愤怒越升级。同时，将军的行为也是对愿望或意愿的肯定，以及对自尊的确认。这些正是幸福感的指标（Kitwood & Bredin，1992），是日常社交生活中希望受到重视的人所表现出的行为。因此，将军的行为应视为愿望或意愿的表达，而不是痴呆症的病态症状。将军的这些行为应和没有患痴呆症的人的行为一样，被视为幸福感的指标。

正如萨巴和李所指出的那样，对将军行为的这种误解，完全是因为无知：工作人员不理解将军生气的原因或没有意识到。此外，他根据将军患有痴呆症的预设来解释他的行为，而不是解读为关系障碍的表征。这个事例说明了对主流生物医学模式的质疑，对所采取的行动进行批判性反思以及采用行为的多因素观念能促使工作人员对常住人员采取更为尊重的态度。

在分析了对加拿大安大略省长期照护机构中的48名工作人员的访谈后，杜普伊和同事们（Dupuis et al., 2012）证明了生物医学方法在长期照护机构中的深入影响。所有常住人员的行为都被以病态化的角度和背景分析：工作人员对患有或未患有痴呆症的常住人员的行为区别对待。在某些情况下，尽管有大量的数据显示了认知障碍发展中的极度异质性，但工作人员还是在行为和痴呆症阶段之间建立联系。当某个行为被认为与痴呆症某阶段直接相关时，更容易导致该行为的真正含义被忽略或抵制。行为的病态化导致工作人员在看待机构常住人员的行为时，很少以他们的过往和生活经历作为前提背景，从而无法发现这些行为的具体目的或意义。这对于常住人员的生活质量（其行为仍然被认为无法理解）和工作人员的职业生活质量都带来了深远的影响。

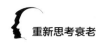

因此，在长期照护机构中，以另一种方法看待痴呆症已经是大势所趋。这可以促进对常住人员行为含义的理解，认识和重视他们（不同方式）自我表达并采取有意义的行动（请参阅Pellissier，2011）。同时还应该切实考虑到环境因素，或常住人员所面临的社会和环境因素。正如杜普伊和同事们指出的那样，这种方法上的改变要求对工作人员进行培训，以下是各方面的目标：

－提出对主流生物医学模式的质疑，并提供工作中思考和行动的新可能性。例如，通过以下问题：您如何描述阿尔茨海默病患者的行为和举止？关于痴呆症，您在书籍和报纸上经常阅读哪些词语，或者在电视和会议中听到哪些词语？您如何向同事描述痴呆症患者的行为，或者如何与家人谈论他们？这些话和您的看法如何影响您的行为以及您对这些人的行为的反应方式？更积极地看待他们行为（例如，他们是在探索，而不是闲逛）如何影响您对他们行为的反应？痴呆症患者的所有行动都有其意义和目的，并且通常与病程无关——这种理解行为的方式如何影响您的处理方式？

－让他们对自己的日常行为进行批判性反思。例如，通过以下问题：今天发生了什么，我（我们）的哪个反应很好？今天发生了什么，我（我们）可以做得更好吗？我（我们）对这种情况有什么判断？我（我们）的行动如何影响环境？我（我们）从这次经历中学到了什么？下次我（我们）可以做些什么来改善这种情况？

　　– 为他们提供多维的概念框架，认识到行为的复杂性，并通过考虑多种因素来探索和理解常住人员的行动和行为：医疗、个人（主观经验、生活过往、历史等）、关系（人际关系）、环境（自然环境）和社会政治环境（政策和组织实践，社会话语）。

4.9　长期照护机构中的过度用药和隐瞒给药

　　正如我们所看到的，针对老年人的长期照护机构仍然经常根据以医疗照护、安全和统一为中心的文化在运作，而不是关注老年人的生活质量、幸福感、面对社会的开放性、他们的特定愿望、支持他们的自主性和控制感。这种以医疗为中心的方法的另一个结果就是老年人的过度用药，由此带来各种负面影响。

　　爱尔赛维耶和同事们（Elseviers et al.，2010）在比利时考察了2 510名常住人员的用药情况。这些常住人员是从76个老年人长期照护机构中随机选择的（从有至少30个床位的长期照护机构中随机选择），这些机构接待某种程度上有依赖性的老年人，他们中有的患有痴呆症，有的没有。抽检的常住人员平均

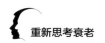

年龄为85岁，女性占77%。这些常住人员临床疾病的中位数为2（从0到10），最常见的是高血压（54%）、心力衰竭（32%）和消化性溃疡（25%）。他们需要护理的问题的中位数为3（从0到10），最常见的是跌倒的风险（45%）、失眠（44%）、便秘（42%）、尿失禁（36%）和慢性疼痛（35%）。此外，全科医生指出常住人员中有48%被诊断患有痴呆症，36%被诊断患有抑郁症（16%被诊断同时患有痴呆症和抑郁症）。最后，有14%的常住人员被诊断身患绝症，9%的人在接受临终关怀（3%的病人绝症晚期）。

结果表明，接受检查的人的处方中平均包含8.4种药物：只有1%的人没有用药，而三分之一的常住人员的档案中至少记录了10行药物。大多数药物（88%）用于慢性治疗，最常见的是苯二氮䓬类药物（61%）、抗抑郁药（50%）和泻药（50%）。老年人的用药量在70岁左右达到峰值，然后下降。此外，在诊断出患有痴呆症的人中，处方药量明显增加，尤其是止痛药。被诊断患有抑郁症的老年人的慢性药物治疗也会增加。

这些数据表明，长期照护机构中的老年人药物用量水平很高，特别是精神药物的用药量，这证实了在美国、加拿大、瑞典和奥地利曾经的报道（参见Elseviers et al.，2010）。当然，尽管长期照护机构确实接纳了很多有健康问题的老年人，他们需要高水平的药物治疗，爱尔赛维耶和同事的调查研究所得出的结果仍提出了许多问题。首先，我们可以先想想他们在多大程度上真正考虑了药物相互作用的影响，以及某些药物可能产生的副作用。此外，这种高水平的药物用量一部分原因肯定是处方不适合。例如，我们所看到的高占比的苯二氮䓬类药物处方（及其对认知功能、跌倒的风险，甚至是妄想风险的影响）。此外，基于经验数据，抗抑郁药的有效性在降低，因此很难证明抗抑郁药的高用量的合理性（参见第2章第1节）。最后，对于诊断患有痴呆症的人而言，减少药物处方也引起了这样一个问题，即可能无法进行对当事人幸福感有益的治疗，例如镇痛药。

在瑞士（在阿尔高州、索洛图恩州和巴塞尔）的90个长期照护机构进行的一项研究中，卢斯滕伯格和同事们（Lustenberger et al.，2011）证明，患有痴呆症的常住人员明显比没有痴呆症的常住人员被开了更多精神药物处方（70.8%比50%）。处方涉及最多的药物是抗精神病药（患有痴呆症的人：44.8%；没有痴呆症的人：17.4%）和抗抑郁药（患有痴呆症的人：29.6%；没有痴呆症的人：26.7%）。抗精神病药主要用于行为问题。纵向分析显示，大多数（69.5%）的痴呆症患者从进入长期照护机构直至评估的整个过程中（在6、12或18个月）都在服用抗精神病药，

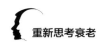

抗抑郁药的情况也是如此（66.1%）。最后，如果老年人在进入机构时就已经服用了抗精神病药，由此可预测随访期间他仍会服用抗精神病药物。

因此，尽管有数据显示抗精神病药和抗抑郁药的功效较弱或无效，以及它们有时有明显的副作用（见第2章第1节），但这些药物似乎仍用于（而且是持续使用）长期照护机构的老年人身上，尤其是机构中被诊断患有痴呆症的人。我们看到对老年人的长期住宿和照护过度采用医学方法，也看到了充分考虑各个非药物干预措施并建立严格的控制处方药数量和有效性的机制的必要性。

还应注意的是，通常对在长期照护机构中的老年人的药物管理采用的是隐瞒的方式。也就是说，在老年人不了解药物且没有征得老年人同意的情况下用药。因此，霍和斯塔布斯（Haw & Stubbs，2010）对针对这一问题已发表的一些研究进行了分析。分析内容包括8项已发表的研究，其中包括在英国进行的7项研究和一份报告。分析结果表明，隐瞒的用药存在于43%至71%的长期照护机构中。总计有1.5%至17%的老年人以这种被隐瞒的方式用药。而且，似乎这种护理做法经常是由护理人员单独采取的，并没有咨询多学科团队。护理人员并不总是很清楚：不应以隐瞒的方式向有辨识能力的人提供药物。

正如霍和斯塔布斯所指出的那样（引用各种法律和涉及人权的文本），对于隐瞒性和强迫性用药必须有充分的理由（某些抗焦虑药或抗精神病药可以视为心理障碍）。尤其是，这还涉及遵循适度反应原则的问题，即不服用药物引起的损害必须大于以隐瞒方式给药造成的损害。这种损害包括药物欺骗对人的伤害，以及与药物本身相关的所有副作用和风险。

决定采用隐瞒方式用药，应该以多学科团队和其他相关人员的咨询意见为前提，且必须在合乎法律的框架内，与其他专业人员一起研讨老年人利益保障因素列表（检查表），以确定与拒绝服药的人相处的最佳方式。此外，无论是从法律层面，还是从实践层面（包括案例分析），长期照护机构的护理人员都可从针对用药问题的调查程序中获益。

4.10　个体化社会心理干预实例：激越行为

为了弥补药物治疗的过度使用，我们有必要制定并提供非药物干预。但是，在长期照护机构中观察到的老年人心理和行为困难存在很大差别，且造成这些困难的机制因人而异。因此，心理干预措施必须个体化，也就是说，要针对每个人的具体困难量身定制。但是，探索个体化干预方法有效性的研究还是太少。

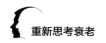

　　科恩-曼斯菲尔德和同事们（Cohen-Mansfield et al.，2007）
提供了被诊断患有痴呆症的机构常住人员常见激越行为的个体
化社会心理干预实例。激越行为是指各类被认为是不恰当的行
为，例如重复性行为、背离社会规范的行为甚至是对自己或他
人的攻击性行为。这些激越行为与多种因素有关，包括认知缺
陷、身体和社会环境、个人以往经历、医疗状况、抑郁和社
会孤立。常见的情况是依靠身体限制和药物治疗来干预激越行
为，尽管这种限制是不人道的，而且药物具有明显的副作用。
此外，这些干预措施均未真正考虑到出现激越行为的潜在因
素，特别是激越人群未满足的需求（疼痛、孤独或孤立的感觉、
感官失灵、无聊）。

　　科恩-曼斯菲尔德和同事们根据"激越探索治疗途径
（TREA）"方法检查了非药物干预的有效性。这种方法基于一
个理论和方法框架，可以开发个体化的干预措施，并满足激越
人群未满足的需求。通过专业照护人员和密切照护者的识别判
断，以及观察激越人群的行为和环境，可以确定激越人群的需
求和喜好。决策树指导干预者遵循以下步骤，来考察和识别何
种需求未被满足才导致激越行为。

　　先前的研究表明，"言语激越"（例如尖叫、抱怨）与身体疼
痛或不适状态有关，也和需要社交接触、无聊、需要刺激、出

现幻觉、抑郁（以及对更多控制感和更多刺激的需求）甚至对某个情况的错误理解有关。因此，根据不同人群中未被满足的需求，干预措施可以针对性地治疗疼痛或不适感、增加社交互动、确定对人有意义的活动、控制视觉和听力、让当事人与熟悉的事物和人接触、提供选择机会和提出任务建议等。这些任务可以增加控制感，并增进对情境线索的交流和理解。

"非攻击性的身体激越"（例如重复运动、来回踱步）似乎与其他因素有关，例如抗精神病药的副作用（静坐不安或内心躁动的感觉，以及难以保持安静地坐着或站着）、寻找家园、寻找某物或某人，或者需要活动或锻炼。因此，根据个人激越行为的不同类型，也可以提供不同类型的干预措施。

总而言之，TREA方法的一般原则如下：

－尝试从个体化检查中了解激越行为的病因。

－不同类型的激越行为有不同的病因，需要不同类型的干预。

－在制定干预项目时，需要利用个人保留能力，同时考虑到他们的缺陷（感觉、运动和认知）。

－必须考察每个人的特有特征（以前的职业、爱好、重要的人际关系、身份认同感），以使干预措施与他们当前和过去的偏好最相匹配。

——预防、适应环境的能力和灵活性是干预的基本要素。

科恩–曼斯菲尔德和同事们将这种个体化干预方法与长期照护机构中的痴呆症患者干预进行对照比较，考察了这种方法的有效性。表现出攻击性行为的人不包括在本研究中，因为攻击性行为通常具有不同的言语和身体激越行为的病因，需要不同的方法。

研究项目对6个长期照护机构中的89位具有明显认知障碍的老年人（平均年龄：86岁；平均简易精神状态评价分：7.3），使用TREA方法。研究在每个参与者最强烈的激越期（比如，最初评估期间）制定个性化干预方案。对照干预措施涉及78名具有相似特征的老年人，他们居住在另外6个长期照护机构（与个体化方法的参与者所处的机构类似）。该方法包括对工作人员进行教育介绍：展示了各种不同类型的激越表现、不同病因和可能的非药物治疗方法。应当注意的是，两组参与者（接受过TREA方法治疗的一组和对照组）在人口统计学变量、诊断和用药方面没有差异。

激越行为由直接观察来评估，观察则通过"激越行为量表"

（Agitation Behavior Mapping Instrument）进行（在参与者的一个子组中，在直接观察和视频观察的情况下获得了95%的一致性），并通过分析激越总分衡量行为标准（包括语言躁动和非攻击性身体躁动）。研究采取劳顿修正行为流（Lawton's Modified Behavior Stream）的方法直接观察，还确定了积极和消极的影响（愉悦、兴趣、愤怒、焦虑和悲伤）。在初始评估（干预之前）期间，对参与者的观察持续3天，从上午8点至晚上9点，每半小时1次，每次观察3分钟：平均每个参与者被观察72次。根据这些数据，为每个参与者确定了持续4小时的激越高峰时段。然后，连续10天进行个体化干预。此外，研究通过在干预的前3天和最后3天的4小时躁动高峰时段进行观察，考察了激越行为和其影响变化。对照组的观察时间相同。

　　分析结果（将简易精神分析得分作为协变量）显示，与对照组相比，TREA组的激越行为明显减少。对照条件也导致激越行为减少，但是明显小于TREA组。此外，在TREA组中，还发现兴趣和愉悦分数显著提高。研究者认为，这种增加可能与以下事实有关：在TREA方法框架内，提议的大量干预措施包括让常住人员参与对他们来说有特殊意义的活动（音乐、摄影和录像、芳疗等）。请注意，在整个（个体化或对照）干预期间，抗精神病药、抗焦虑药和镇静剂的使用在两组之间均未发现差异，因

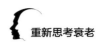

此可以排除激越行为的减少与两组之间所用药物的差异有关的假说。

综上所述，该研究通过设立对照组和扩大参与者范围，证明了非药物干预措施对于减少生活在长期照护机构中诊断患有痴呆症的老年人的言语和身体激越表现的有效性。研究者指出，研究所获得的结果可能低估了此类干预措施可能获得的有益效果：实际上，干预措施的准备时间被证明太短，且实施干预措施的工作人员的配合在不同的长期照护机构之间的差异很大。例如，对于消除身体受阻有一定的抵抗，由于某人简易精神状态评分过低甚至拒绝实施某些干预，或者在常住人员中对于是否存在疼痛与医生意见不一致等。

4.11　不能走路和进食：环境因素和并发症影响

先前我们已经证明，被诊断患有痴呆症并居住在长期照护机构中的老年人出现认知、社会情感和机能问题受许多因素影响。这些因素中，一部分是可改善的，但如果这些因素没有被发现并顾及，它们所导致的能力缺失要比身体和脑部老化所导致的能力缺失更为严重。这些因素包括疼痛、睡眠障碍或某些环境因素，例如噪声水平高、温度高以及亮度低。

与之相反，多项研究已经证实了某些环境因素的有益作用：单人房间、较小规模的机构常住人员群体、无障碍安全措施、气氛、住所大小和形状、环境的重要特征是否能轻松看到、控制不必要刺激和优化有益刺激、定期接触高照明环境等（请参阅 Calkins，2009；Fleming & Purandare，2010）。

盖尔–奥尔默和同事们（Garre–Olmo et al.，2012）从称为"环境损害"的假说的角度开始研究。根据该假说，长期照护机构中患有严重痴呆症的老年人对某些简单的环境因素影响特别敏感，因为他们有限的认知能力和功能使他们无法影响或逃避周围环境。在一项横向研究中，研究者评估了160名重度痴呆症患者（从西班牙赫罗纳省的8个长期照护机构中随机招募）的生活质量与温度、噪声和亮度因素之间的关系。他们使用标准的多功能环境记录仪在上午和下午，分别对卧室、餐厅和客厅的这几个因素进行了测量。此外，研究也让老年人对自己的生活质量（不舒适或难受行为迹象、社交互动行为迹象、负面情绪迹象），在日常生活活动中的独立能力，神经精神症状和疼痛进行评估。

结果表明，在花费大量时间在卧室的人群中，卧室温度高与生活质量较差相关。此外，客厅中的噪声水平高与社交互动行为迹象较低相关。最后，在卧室里花费大量时间的人群中，卧室亮度低与负面情绪迹象有更多相关性。这些结果是在控制

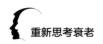

了各种潜在的混杂变量（例如疼痛、简易精神状态评分、在日常生活活动中的独立能力、神经精神症状或身体障碍的存在）后获得的。这项研究表明，通过简单的干预措施来调节温度、噪声和光线，可以改善被诊断患有严重痴呆症的老年人的生活质量和幸福感。要确认这些因素的影响，还应进行纵向与干预研究。

斯洛特和海杜克（Slaughter & Hayduk，2012）进行了一项前瞻性研究，旨在探讨个人和环境因素对长期照护机构中的痴呆症患者行走和进食障碍的影响。于是，他们对加拿大卡尔加里的公立、私立或志愿长期照护机构中招募的120名老年人进行了随访。这些人被诊断患有痴呆症。在随访开始时（确定基线时），他们的年龄为71至98岁，处于痴呆的中度阶段：评分表明他们在日常活动方面存在困难；但是，他们有能力步行到餐厅并自主用餐。随访每15天观察一次用餐期间的行走和进食能力。如条件允许（这种情况占80%），在特定餐点（早餐、午餐或晚餐）期间持续对常住人员进行评估。

没有能力行走的定义是需要坐在轮椅上去餐厅或躺在床上吃饭。没有能力进食的定义是在别人的帮助下将食物放入嘴里，或尽管有饭菜但不在用餐点进食。根据这一年的观察情况，研究建立了一个综合标准，分为3点：0代表保有行走和进食的能力；1

代表失去两种能力中的一种（通常在丧失行走能力之前就失去了进食的能力）；2代表丧失行走和进食两种能力。研究也考虑了可能直接或某种程度直接导致进食和行走能力缺失的各种个体和环境因素：年龄、性别和受教育程度；痴呆症的严重程度；服用精神药物和抗痴呆症药物；其他医疗问题的存在；长期照护机构的公立、私人、志愿性质；长期照护机构的规模大小。

此外，研究通过《专业环境评估协议》(Professional Environmental Assessment Protocol, PEAP) 对生活环境的质量进行了评估。该工具提供了与9个方面有关的生活环境质量的全面评估：优化方向感和环境意识、安全与安保、拥有个人时刻的可能性、刺激调节（休息和刺激之间的平衡）、刺激质量和有意义的活动、对功能性能力的支持、个人控制（选择）的可能性、社会联系便捷化，以及过去和现在之间的个人连续感（例如，个人物品是否存在）。每个维度的评估都分为13个级别，评估方式是一年中每周两次的非结构化观察以及在年底与每个测验单元的护理负责人进行的半结构化访谈。分析使用了生活环境质量的总体评分（包括9个维度）。

分析结果表明，基线期间更严重的痴呆症将直接影响进食和行走能力缺失。但是，在控制了可能与这些能力缺失有关的所有其他因素的影响之后，常住人员的生活环境和并发症的存

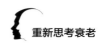

在也会影响进食和行走能力的缺失。生活环境和并发症的直接
影响也与痴呆症的最初严重程度一样重要。最后，规模较小的
公立机构提供了更优越的生活环境，这有助于推迟进食和行走
能力缺失发生的时间。因此，这项研究表明，改善生活环境和
控制慢性病的干预措施，有助于延缓长期照护机构中"痴呆"人
群能力缺失情况的发生。

斯洛特和摩根（Slaughter & Morgan，2012）更详细地分析了
先前的研究数据，研究中他们探索了生活环境的特定维度（由
PEAP评估）与痴呆症患者行走和进食能力之间的关联。这项补
充性分析的结果表明，首先，在"方向感和环境意识"维度上得
到更高的分数与行走能力缺失的风险降低有关。这样一种假设
确实符合逻辑：一处可以帮助常住人员找到方位并有助于改善
自己找路的能力的环境（例如，更小的空间、通道笔直、频繁访
问的目的地有明显标识），并鼓励常住人员离开自己的房间，在
照护机构中四处走动，这有助于保持他们的行走能力。"安全与
安保"维度与进食能力缺失的风险之间也存在着显著关联。这
种关系的性质尚不清楚，但是当一处环境可以方便监视常住人
员活动，就可能让工作人员同意给予常住人员更大的自主性（例
如，适时给出语言激励的干预措施），由此可以激励他们自己
进食。

在"刺激调节"维度上获得高分与进食能力缺失的风险较低之间所观察到的显著关系，可能与用餐时的环境干扰减少有关。减少干扰，可以通过安静舒适的环境，减少噪声和干扰来源（关闭电视和广播、减少人流量、移除噪声大的设备、减小餐厅的面积）实现。在"刺激质量"维度与行走能力缺失的风险之间也发现了重要的联系。对这种联系的解释是，人们对刺激质量更好的环境越来越感兴趣，由此促进更多的活动量和增加参与活动的动机。

"对功能性能力的支持"水平较高与进食和行走能力缺失风险降低之间存在显著关联。这证实了实施旨在弥补功能性能力丧失的环境干预措施（修复型）的重要性。"个人控制的可能性"维度也与行走和进食能力缺失的风险相关。这些数据特别表明，鼓励常住人员独立吃饭和避免使用身体限制措施，可以推迟能力缺失的发生。

总而言之，斯洛特和摩根的研究强调了在一年的观察期内，生活环境质量的某些维度与常住人员的功能发展之间的具体和有意义的联系。总体来讲，这两项研究表明，通过调整生活环境的不同维度可以改善长期照护机构中的痴呆症患者的自主性和生活质量。未来的研究应注重生活环境的不同维度（由PEAP评估）对常住人员其他功能的促进作用，而不仅是与行

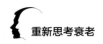

走和进食相关的功能。研究还应该考察工作人员在多大程度上认为居住环境是提升常住人员幸福感的一种手段。在这种情况下，应该指出的是，常住人员（及其亲属）和工作人员对长期照护机构中优质生活环境的概念可能有很大不同（Popham & Orrell，2012）。

4.12　参与日常活动：睡眠障碍和入住前性格的影响

长期照护机构中的常住人员，尤其是痴呆症患者，很少参与社交和娱乐活动，这是一个公认的事实（参见施罗尔等人对5个国家40万常住人员进行的国际研究；Schrou et al.，1997）。睡眠障碍，这一长期照护机构中老年人很常见的情况，就与参与度低相关。研究者们推测了造成睡眠障碍的多种原因，例如嘈杂的环境、夜晚光线过多、白天的光线不合适、缺乏刺激，或者白天安排糟糕。另外，研究已经表明，睡眠障碍可以影响老年人的活动以及他们的认知功能和身体机能。

伽默斯–霍莫洛娃和同事们（Garms-Homolovà et al.，2010）探讨了睡眠障碍与参与活动之间的关系。研究对象为2 577名德国长期照护机构中的老年人（平均年龄79.9岁）。常住人员平均患有4.8种疾病；9.7%的人已诊断患有阿尔茨海默病，

52.7%的人患有另一种痴呆症，19.4%的人患有抑郁症。调查结果显示，37.3%的人失眠，29.6%的人睡得不好，早上起床后仍感到疲劳。另外，睡眠障碍（尤其是"睡得不好，早起感到疲劳"类）与沟通问题、社交参与度低、自发活动水平低，以及更多人际冲突有关。此外，职业治疗师和理疗师的刺激活动仅对有睡眠障碍的常住人员不定期提供，或者完全不提供。而这类刺激性活动更常提供给无睡眠障碍的常住人员。在有睡眠障碍的人中，人际冲突导致抑郁症严重程度增加和理疗师治疗的减少。最后，抑郁症和认知障碍的增加，又伴随着睡眠障碍的增加和沟通能力的下降。

综上所述，导致自发活动和社交活动水平低的一部分原因可能是睡眠障碍引起的，而活动和社交参与度较低会加剧睡眠障碍。因此，这些结果表明了实施干预措施（最好是非药物治疗）以改善睡眠质量的重要性。这些干预措施非常重要，因为睡眠障碍也是导致老年人跌倒、各种身体疾病和认知障碍的风险因素。

从这个角度出发，福里克和同事们（Flick et al., 2010）对老年人长期照护机构的32位工作人员进行了定性访谈研究。结果显示睡眠障碍并不被视为重要的问题。他们也不认为自己的专业能力会对睡眠困难造成影响。白天睡眠过多和睡眠不足被认为是常住人员自己的责任。研究显示，很少有护理人员会为表现不积极的常住人员提供有促进意义的事情来做。他们认为这种不积极参加活动的表现是一种长期养成的习惯，甚至是一生辛劳后的一种特权。许多接受采访的护理人员认同常住人员躺在床上度过大部分时间并且/或不愿让老年人参加活动。他们认为老年人缺乏热情且喜欢独自行动。总体而言，很少有护理人员了解一天的组织安排对常住人员睡眠质量的影响。

这项研究表明，对于护理人员来说，掌握有关睡眠的必要知识非常重要。护理人员现在可以通过参与一个项目改善这一情况。这个项目一方面可以促进被动参与或不情愿参加活动的老年人之间的沟通，提升活动参与度；另一方面也可以改变护理人员对机构常住人员形成的一些错误观念。但是，在这个领域中，与其他领域一样，我们有必要仔细分析每个老年人的特征和需求，不要陷入系统性的行动主义或提出不符合老年人意愿的社会参与度要求。不参与活动和保持独处的时间是合理的，甚至有时是必要的，这可以减轻老年人的压力和紧张感，或者让他们有时间来思考（怀旧、信仰、记忆重现，等等）。

除了睡眠障碍以外，机构常住人员较低的活动参与度还与其他因素有关：运动问题、认知障碍、用药不当、抵制贬低性语言、活动过于常规、没有意义、没有聚焦在帮助他人或帮助社会上、文化层面不适应等。

一个经常被忽视的维度涉及的事实是，机构提供的活动不符合常住人员特定的兴趣。更广泛地说，不符合他们的个性。希尔和同事们（Hill et al., 2010）在一项试点研究中证明，通过为老年痴呆症患者提供个性化和符合兴趣类型的活动，可以增加他们的参与度。参与者的性格是由每个人的一个亲属进行评估的（NEO人格表的简短版本）。参与评估的亲属在参与者被诊断患痴呆症之前至少与其保持了10年的长期联系。这种对人格的评价，尤其是对外向性（喜欢社会互动）和开放性（喜欢新事物）维度的评价，将每个常住人员归为4种兴趣类型中的一种。这4种类型根据两组核心标准来描述对活动的偏好："群体活动与一对一互动"和"熟悉的环境与新环境"。然后，每位常住人员根据其功能和身体能力以及他们的兴趣偏好，收到为其量身定制的活动建议。作为示例，以下是根据每个常住人员的兴趣类型做出的活动建议示例。外向性+ /开放性-：小组游戏、小组演唱熟悉的歌曲；外向性+ /开放性+：小组再现回忆、在小组中使用彩色铃铛制作音乐；外向性-/开放性-：用预先切割的木材制成鸟笼、制作黄油（将奶油打成黄油状）；外向性-/开放性+：聆听诗歌、装饰珍珠并以创造性的方式将其串成串。

这项研究并非没有局限性，尤其是其样本量很小，且只是

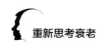

在20分钟的有限时间内评估了参与活动的可能性（可能产生上限效应）。但是，这项研究的意义主要在于基于常住人员入住前的性格（以及他们的身体和认知能力）为每个人提供个性化活动的方法。

4.13 提高生活质量和幸福感：创造性表达的力量

有些研究探讨了以提高长期照护机构中的老年人生活质量为目标的干预措施的有效性。在对其中一些研究（35项选定研究）的系统回顾中，范·麦德伦和同事们（Van Malderen et al.，2013）得出结论：这些研究主要聚焦于体育锻炼的有效性和某些心理干预措施（例如重现记忆）的有效性上，它们的研究方法总体来说相对薄弱。

最近，有些研究报告了在长期照护机构中痴呆症患者（即使处于晚期）使用了一种全新方法来激发创造性表达，从而获得有益效果。这种称为"一抹时光"的方法是由年轻和年长的志愿者主持故事会，为有认知障碍的老年人提供机会来发挥他们的讲故事能力和创造力，并融入多代际社区：活动向老年人展示奇怪而有趣的图像，并鼓励他们根据这些图像讲故事。促进协调员针对这一过程给予鼓励，包括提出开放性问题，并强调不存在错误的答案。所有故事，包括没有明显意义的作品，都被记录下来，并编纂成散文诗集。这种方法可以激发想象力，且不增加记忆负担。此外，在故事会过程中出现的幻想和创造力消除了参与者以规范性方式说话和行动的压力，增强了他们的保留能力和创造潜力。

弗里奇和同事们（Fritsch et al.，2009）提供了将这种方法应用于长期照护机构中患老年痴呆症的老年人群中所带来的有益效果的经验数据。该方法已在20家机构中的10家应用。该项目将10至12名老年人分成一组，连续10周，每周活动1小时。该项目实施两周后，在接受该方法的10家机构中，对机构常住人员与工作人员之间的互动以及常住人员的参与程度和影响进行了为期4天的直接观察。同样的观察也在10家作为对照组的机构进行。结果表明，参加"一抹时光"项目的人参与社交互动的能力明显增强，也更加专注。此外，在实施该项目的机构中，常住人员与工作人员之间的互动更加频繁。最后，这些机构的工作人员对常住人员的看法，与对照组机构的工作人员相比，也更为积极，对常住人员做出负面评价的频率更低。

菲利普和同事们（Philipps et al.，2010）更详细地评估了"一抹时光"项目的效果及随时间推移的维持情况。他们比较了两组被诊断为痴呆症并长期居住在照护机构的老年人，其中一组（28

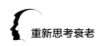

人；平均年龄：83.5；平均简易精神状态评分：13.6）接受过"一抹时光"项目，另一组（28人；平均年龄：81.7；平均简易精神状态评分：15.5）未经过常规护理之外的任何其他干预措施。"一抹时光"项目安排每个小组6至12人，每周活动2次，共持续6周。在第6周（项目刚结束后）、第7周和第10周时，分别评估了以下方面：抑郁、行为障碍、功能性沟通能力（社交沟通以及与基本需求有关的沟通）、生活质量、负面情绪的表达（愤怒、焦虑/恐惧和悲伤）和正面情绪的表达（愉悦和机警）。分析表明，"一抹时光"项目持续6周的安排促使干预期间的愉悦表达显著增加，且在第7周时仍然得以维持。沟通能力（社会和基本需求）也得到了显著提高，第7周时也得以维持，但这些效果一般。

因此，"一抹时光"趣味活动激发的积极互动似乎引发了沟通的愉悦感和更大的自发性。"一抹时光"项目能促进人们发挥创造力和保留能力，并鼓励人们保持积极主动。所有这些都为积极的社会心理环境作出了贡献。"一抹时光"项目的有益效果可以维持一段时间，但是到第10个星期就消失了，这表明需要持续提供这种针对创意表达的干预措施。

该研究的局限性之一是，它没有将"一抹时光"项目组与接受另一种干预措施的组进行比较，以确定"一抹时光"项目的特定有效性。未来的研究还应该探索在更长的时间内执行"一抹时光"项目的有益效果，并考察哪些人愿意参与这种干预活动，哪些人从中最为受益（入住前性格、认知障碍或行为障碍某种程度上较为严重的人等）。最后，应该指出的是，"一抹时光"项目是由接受过此类干预培训的外部人员安排管理的，因此，重要的是要考察长期照护机构的工作人员和/或志愿者可以参与该项目安排管理和主持的情况。

4.14　代际关系

老年人维持代际关系的可能性是长期照护机构文化变迁的基本要素。从这个观点出发，布莱克（Black，2011）描述了佛罗里达州"萨拉索塔松林"空间（由自主能力协助小组、专业护理小组和"阿尔茨海默病"小组组成）里患有痴呆症的常住人员获得这方面满足的可能性。这些代际活动（见后文插页）涉及各个年龄段的儿童（从婴儿到青少年，包括小学儿童），是这种照护机构文化变迁更广泛背景的一部分，它不仅鼓励常住人员与儿童互动，还主张与植物和动物互动。一家设立在"萨拉索塔松林"的日托中心（适合6周至5岁的儿童）和一队女童子军会定期在这里聚会。

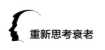

"萨拉索塔松林"提供的代际活动计划

－"园艺"小组：在园丁的监督下，孩子们和常住人员在蝴蝶园中播种或种植花卉并互动。

－常住人员以小组或个人的形式，带领婴幼儿散步。

－常住人员参加儿童从幼儿园到学前班以及从学前班过渡到小学的仪式。

－初中和高中的孩子与常住人员互动，采访他们，制作拼贴画并撰写生活故事。

－儿童将常住人员带到新鲜的空气和阳光下，尤其是那些患有严重认知障碍和很少接待来访者的人。

－来自邻近学校或组织的青少年给常住人员涂指甲并涂抹护手霜。

－儿童为常住人员准备和组织各种体育活动（"长者的奥林匹克运动会"）。

－青少年准备一切必要的东西，并帮助常住人员进行拍卖。

－儿童/青少年以小组形式或个人形式，为常住人员朗读，或与其一起阅读。

－儿童每天向常住人员发送电子邮件。

　　– 童子军组织能让老年人参与的各种活动：分享记忆（与
前童子军成员）、茶话会、出席童子军仪式、制作手工艺品、
品尝巧克力、宾果游戏、犬展……

　　迄今为止，这项与大学合作正在执行中的项目，尚未对这些
代际活动进行正式评估。然而，正如布莱克（Black，2011）指出
的那样，有许多观察结果表明，这些活动对老年人有极大的好处
（激发积极的情绪和记忆、建立情感纽带、打破孤立等），对儿童
也是一样（活动中获得快乐、与老年人互动越来越顺利、态度改
变等）。请注意，该项目不要求儿童必须参加这些活动。此外，
还没有任何父母或孩子提出与项目相关的问题或担忧。布莱克还
指出了确定最佳活动时长的重要性，以确保老年人和儿童最大限
度参与活动。最后，她观察到，尽管大多数老年人都迫不及待地
希望参加代际活动，但有些人还是不愿参加。所以，这里也必须
重视机构常住人员的兴趣、入住前的能力和性格。

4.15　以人为本：决定员工工作满意度的重要因素

　　申请入住长期照护机构的人越来越多，常住人员的年龄也
越来越大（通常为85岁以上）。这种情况致使护理工作更复杂且

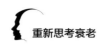

更繁重。这种护理被认为困难且要求苛刻，工作人员的流动率通常很高。因此，吸引和留住有能力且稳定的员工是老年人长期照护机构面临的重要挑战。

近期，一份文献回顾（Vernooij-Dassen et al., 2009）指出，护理人员离开长期照护机构的主要原因是：缺乏优质的护理手段；工作人员的情感没有被顾及；感到人们不满意他们提供的护理质量。事实表明，工作满意度与直接和老年人在一起的时长以及面对困难情况时能否找到干预途径的能力成正比。此外，对工作的满足感还受到以下因素的影响：对机构中积极的社会心理氛围的感知，对自己所处的集体环境的归属感，以及是否有监管者的存在。另外，机构提供的支持似乎也是工作满意度的决定因素。此外，还有观察显示，与在传统机构中工作的护理人员相比，在家庭式机构中"痴呆症患者"的护理人员对自己的工作更满意，并且感到疲惫的风险更低。这些数据表明，工作人员可以通过满足机构常住人员的愿望和需求，提供有意义的活动和互动，帮助常住人员进行正常的日常生活，从以人为本的方法中受益。但很少有研究探索以人为本的方法与员工的工作满意度之间的联系。

埃德瓦德森和同事们（Edvardsson et al., 2011）专门研究了这个问题。他们在澳大利亚维多利亚州的7个长期照护机构中，以自愿原则招募了297名照护人员样本（总共联系了500人）。研究以匿名提交问卷的方式确保了参与者回答的保密性。研究中使用的调查表涉及了人口统计信息（年龄、性别、职位类型、机构内的专业经验时长、使用英语作为第一语言或第二语言）。

研究共采用了两种标准化测评，以评估机构中员工对"以人为本"的看法（《以人为本的护理评估工具》，P-CAT；Edvardsson et al.，2010）以及对工作的满意度（《工作满意度测评》，MJS；Chou et al.，2002）。P-CAT由13个问题组成，用于评估长期照护机构中的员工在多大程度上"以人为本"，具体评估了三个方面：向常住人员提供个性化护理的重要性、工作人员为提供以人为本的护理而获得的机构支持数量，以及常住人员所处环境的可访问性（可以轻易识别位置，在需要时可以轻松访问外部环境）。MJS则包括22个与员工的工作满意度有关的问题，评估了工作满意度的五个方面：个人满意度（做有用或有意义的事情的感觉、为常住人员服务的工作质量，以及工作在个人发展和成长方面带来的贡献）；对工作量的满意程度（用于护理或干预的时间是否足够、根据常住人员个人喜好来提供干预的能力）；对团队合作精神的满意度（同事在工作中的价值、成为团队一员的感觉）；对专业支持的满意度（讨论担忧和问题的可能性、提供支持的机构的存在、上级给予的公平对待）；对机

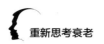

构提供的培训的满意度。

研究在工作满意度和机构中职位类型之间未发现任何关联。此外，似乎P–CAT的"个性化护理的重要性"维度与工作满意度的五个维度显著且紧密相关。其中，个人满意度、工作量的满意度、对团队合作精神的满意度和对专业支持的满意度的相关性最强。P–CAT的"机构支持的数量"维度也与工作满意度的五个维度显著相关。P–CAT的"环境的可访问性"维度与工作满意度的五个维度之间的联系也是如此（但相关性较弱）。

总之，尽管该研究的横向性质无法让我们肯定观察到的关系中的因果关系。但这项研究表明，以人为本与老年人长期照护机构的员工的工作满意度显著相关。但是，应该注意的是，以人为本的方法仅占工作满意度的40%，这表明这种关联还涉及其他因素。

？

第5章

**政治和社会视角下的
老龄化和痴呆症**

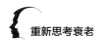

改变观点，不再令大脑老化和认知衰退受制于"生命最后毁灭性疾病"的观念，这也将深刻改变老年人看待自己的方式以及他人（社会）看待他们的方式。在这种情况下，舍布鲁克大学退休副教授、社会学家和老年学家理查德·勒弗朗索瓦（Richard Lefrancois）列出了与人口老龄化相关的各种灾难场景："医疗支出增长、护理开支减少、养老金制度崩溃、代际冲突、经济增长放缓、生产力和创造力大幅下降、灰色权力出现……"然而，勒弗朗索瓦（Lefrancois，2007）展示了老年人作为"志愿人员、支持人员、导师、我们遗产的保管员和我们传统的守护者"等，其社会参与是如何作出贡献，为整个社会集体带来益处的。"自从后现代社会削弱基本价值，消除身份标记，侵蚀社会所得，逃避责任，粉饰过去之后又放弃未来时"，这一贡献就变得更加重要。在他看来，下一代退休人员还将促进经济活力，特别是通过激励更适合老年人的产品（包括技术）开发，建立可以创造本地就业的，加强社区内部团结的外展服务等方式。由此，比起贬低老年群体，强化老年人群潜力，打破他们的孤立并消除阻碍其参与公民活动的障碍（即使他们表现出大脑老化和认知衰退的问题）才是关键。勒弗朗索瓦补充说，这种观点在老年人身上看到的是巨大的潜力，而不是负担；这种观点还要求摆脱后现代幻象的陷阱，即"过分的消费主义、自恋的表现、运气游戏中的虚幻狂热，以及以损害团结为代价的自我实现"。

　　某些女性充分利用了这些建议。例如，2001年，在魁北克创立了一个名为"怒放的奶奶"的小组。小组的共同创始人路易斯-伊迪丝·埃伯特（Louise-Edith Ebert）受到同样的启发。她指出："社会希望我们消费，希望我们保持沉默。很多老年人被边缘化，我们必须要找到一种方法来让自己变得有用，让社会听到我们的声音。"与这些大西洋彼岸的姐妹们一样，在瑞士，也有女性以格罗斯穆特革命（Grossmütter Revolution，"祖母的革命"）的名义聚集在一起。这个群体由经历过1968年妇女解放的女性组成，她们如今已经身为祖母，但远非"做蛋糕的奶奶"那种刻板印象。她们是瑞士首批将夫妻生活、家庭生活和工作有序调和的女性（尽管直到1971年她们才获得投票权……）。她们目前的愿望是向社会证明，衰老并非只是产生费用的因素，老年人的活动也对社会作出了重大贡献：促进团结、照顾孙辈以给子女工作创造条件（托儿所无法接收所有的小孩）、家庭护理……她们正在寻求更多的重视，但并非想获得经济补偿或政治权力。她们是在发起一场运动，从而改变人们对她们的看法和她们所做事情的看法！反对年龄主义就是她们的优先事项之一。瑞士的奶奶们在为争取一个更美好，更公平的世界而奋斗。在这个世界中，她们的子孙可以以"正确"

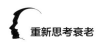

的方式成长：和平、互助都能获得健康和教育的机会、食物质量和环境得到重视……她们还要求更多的自由：新时代的祖母不再仅仅是充当志愿保姆的利他主义者。"除了做家务和自己的专业工作外，她们希望能够在其他领域被重视。有时间学习新知识、了解其他文化、旅行、从事个人创造活动，还有建立新的关系。她们是老年女性，但她们不想被剥夺发展的潜力或退出公共生活"。

这种参与会让所有人从中受益。一方面，"婴儿潮"一代（在这里以这些敬业的祖母为代表）对社区的贡献非常重要，他们非常希望在未来的几年中，尤其是通过代际活动可以进一步强化这种贡献。还记得克利夫兰的代际学校模式的例子吗？在该模式下，包括被诊断患有痴呆症的老年人在内，老年人通过帮助儿童阅读、学习自然知识、进行园艺活动等项目的方式，将自己的知识带给儿童。另一方面，正如加拿大的玛格丽特·比洛多（Marguerite Bilodeau）所说："身为'怒放的奶奶'的一员让我获得勇气。当我们想到别人时，就不再关心自己的小伤小病了！"同时，正如瑞士历史学家海蒂·维兹格（Heidi Witzig）所强调的那样："与他人交往是生活的一部分，最重要的是，它会带来乐趣。"因此，这种参与是新的生活哲学的一部分。通过将自己投射到不同的历史中，制定新的愿景和新的目标，我们可以讲述另一种衰老，它将是世代传承的一部分。

这些老年人运动明显挣脱了生产主义的看法，根据生产主义，积极的衰老本质上是基于工作和推迟退休年龄。但我们认为，还应该让人们摆脱对老年人生活质量或幸福感的传统观念。正如帕舒（Pachoud，2012）指出的那样，"医学和心理学对圆满人生的标准设定并没有权威性"。所以，老年人（包括有认知障碍的老年人）必须能够自主决定怎样是幸福的人生：这里既涉及道德维度，也有政治维度和权力维度的内容。在这个意义上，正如我们先前所看到的（第3章第7节），该规范性概念是指"成功的衰老"，定义为预防疾病和能力缺失、维持心理功能和身体机能，并保持社会参与度（Rowe & Kahn，1998），它将取决于个人对合适的生活方式以及预防行为的选择，但实际上导致患有认知和功能障碍的老年人（尽管有预防性干预措施，在老年人中数量很大）丧失参与资格并被从中排除（Brayne et al.，1996）。这种"成功的衰老"的个人主义观念也忽略了许多老年人（尤其是女性）面临不稳定和不利的生活条件的事实。这可能会严重限制他们的生活选择（参见Pilgram & Seifert，2009；Peeters & DeTavernier，2012；Katz & Calasanti，2014）。这为痴呆症的生物医学模式的发展提供了背景（参见第1章第4节）。

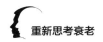

在本章的后续部分，我们将继续从衰老和痴呆症的政治和社会维度，重点对以下三个方面进行反思：关于大脑老化和认知衰退方面的术语变化问题、关于延长退休年龄与认知功能的关联假设及其社会政治影响，以及老年痴呆症患者的权利和公民身份问题。

5.1　术语变更?

如我们前文所见（第1章第4节），"阿尔茨海默病"一词带有高度污名化的含义，导致一个人作为"人"的地位消失，尤其是通过使用诸如"阿尔茨海默病患者"甚至"阿尔茨海默病人"等代名词。还有另一个令人恐惧的术语，因为它跟疯狂相关，尤其让老年人及其家人感到特别震惊：它就是"痴呆症"一词（Carbonnelle et al., 2009）。早在2000年，彭曼德·萨赫德夫（Perminder Sachdev）就强调了痴呆症概念的任意性（它与衰老过程中认知困难的维度本质不匹配）及其污名化性质。因此，他主张改变术语表达，采用诸如"障碍"或"认知缺陷"之类的术语。但是，他也认识到了反对废除痴呆症一词的阻力。因此，重要的是要牢记"文字是我们历史的一部分，禁止使用某些文字表达并不容易"（Gzil, 2011）。

　　一些人明确表示了对改变术语能带来的有效作用的怀疑。宾夕法尼亚州立大学的科学、医学和技术历史学家杰斯·巴伦杰（Jesse Ballenger，2010）表示，观察显示，将《精神障碍诊断与统计手册（第五版）》的"痴呆症"变为"严重神经认知障碍"，不足以改变对老年人大脑老化和认知衰退的污名化。因为这种污名化和边缘化基于能力、效率和生产力，它深深植根于我们的文化中。此外，他认为，这种类型的修改甚至可能造成对老年人的污名化和边缘化的忽略，并导致必须进行的社会和文化方面的改变没有得到执行。巴伦杰还指出，在《精神障碍诊断与统计手册（第五版）》中引入"轻度神经认知障碍"概念的做法特别令人担忧，因为这会导致所有人都被病态化。

　　更广泛地说，应该认可卡彭奈尔和同事们（Carbonnelle，2009）的看法，即在不同术语的背后表达不同的逻辑（区分、专业合法性、对某些具有认知障碍的老年人需求的认可、医疗照护机构、经济和工业问题等）。正如恩伽查–里波特（Ngatcha-Ribert，2004）所说，"言语之战也是利益之战"。我们认为，不仅就涉及大脑老化和认知衰退的术语问题进行讨论，还应就涉及老年人概念、科学和道德的相关问题，组织一次大型公民辩论（参见Williamson，2011）。确实，仅仅通过改变术语的方式

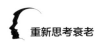

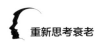

不足以改善有大脑老化和认知衰退问题者的状况。然而，正如恩伽查–里波特（Ngatcha-Ribert，2004）指出的那样，这一改变将标志着对有这种类型困难的人的重新审视。

让我们来关注一个有意思的情况：在日本用于指代痴呆症的词"（chihō）"，被一个污名化较弱的词代替（参见Miyamoto，George & Whitehouse，2011）：2004年4月，日本研究痴呆症的主要中心的3名主席向厚生劳动省提交了一项请愿书，要求替换"chihō"（意思是"与愚蠢和笨傻相关的认知疾病"）一词。他们认为该词带有贬义。厚生劳动省任命了一个专家委员会，以查明与使用chihō一词有关的各种问题，从而为替换表达确定理由。专家建议了6个词来代替chihō一词。解释说明和6个建议词被发布在厚生劳动省网站上，并从秋季起邀请公众对chihō一词以及替代词发表评论。在此期间，厚生劳动省还组织各种会议，向与会者发放调查表。此外，专业协会也通过网站调查公众舆论，总共收集了6 333份意见，有56.2%的人表示对chihō一词感到不舒服。此外，6个替代词中的3个已经出线（在自由评论部分中，还提出了525个其他词语）。

专家委员会分析了结果，并在2004年12月举行的最近一届会议上一致通过了ninchishō一词的使用。该词的组成部分ninchi，意为"认识现象并学习关于自身的事物"，该部分指向"认知"。另一部分shō，则指的是疾病的性质，其同义词是"病症"和"综合征"。因此，ninchishō的意思接近"认知综合征"，在词义层面比chihō污名化更少且更精妙，同时也抓住了问题的重点。选择该术语的原因有很多，主要原因是可以在日本文化中的各种情况下使用它。然后，厚生劳动省将术语更改通知了地方政府、相关学会和组织，以及日本报纸出版商协会。2005年11月，日本厚生劳动省组织了一项对居住在东京的老年人的调查，参与调查的4 583人中有80%确认他们已经知道了这个新名词。还应该指出的是，2006年6月，日本阿尔茨海默病协会同意更名，改为使用ninchishō一词。该协会的旧名称的意思是"有boke的老年人密切照护者协会"，boke一词用在老年人身上，指"记忆力不足、记忆力减退"，甚至在极端情况下指"对自己构成危险"。该协会现在被称为"ninchishō人员及其家人协会"。

最后，在2004年公布选择ninchishō一词之后，在日本发起了一项公众意识和培训活动。其目的是向尽可能多的人传播关于痴呆症的知识，进而达成"可以通过哪些方法维护老年人尊严"的共识。其中一个项目讨论创新的社区活动并颁奖，以促进社区内的行动计划。此外，项目还对人们（志愿者或"ninchishō的支持者"，目前该群体人数已达到120万）进行了专门培训，以告知其家人和朋友有关痴呆症的信息，并帮助社区中患有痴呆症的人。

综上所述，日本相当迅速而有效地完成了词语变更。对于宫本（Miyamoto）和同事们来说，能达成这一效果的原因有很多：

①变革是由政府主导的，而不是由捍卫变革的团体或学者组织主导的。

②整个过程所采取的方式让民众感到公开、透明、没有利益冲突。

③政府透明地提供了所有信息（例如，提供专家委员会会议的视频录像），收集并考虑了包括痴呆症患者及其家属在内的人群的意见。

④媒体广泛传播了有关更名过程的信息，从而增强了透明度和互动性。

⑤地方、县和国家权力机构已率先系统地在公共讲话中引入"ninchishō"一词。

⑥最后，同时开展了关于痴呆症的通知和培训活动。

由此，日本政府提供了一个范例，说明我们如何才能在其他地方更改与衰老相关的污名化术语。宫本和同事们补充说，在日本，术语更换最重要的好处可能是鼓励了患有认知障碍的老年人。他们在术语改变之后有勇气来描述他们的情况。这使公众认识到与年龄有关的认知困难的经历因人而异，而且个人的经历也因年龄而异，有认知和功能障碍的人仍然可以在社会发挥作用，仍然可以拥有自己的人生目标。

5.2　退休与认知功能：复杂的关系和值得质疑的社会政治影响

有多项研究表明，在诸多可能引起认知衰退变化的风险因素和保护因素中，退休可能会对老年人的认知功能产生负面影响。为此，邦桑和同事们（Bonsang et al.，2012）对在美国收集的一系列数据进行了分析。针对14 710位年龄在51岁至75岁之间的人进行的纵向调查研究（1998年至2008年之间6次随访：共54 377次观察）表明，退休一年或更长时间，参与者瞬时和后续回忆起一份有10个单词的列表中的1个单词的能力大幅下降。研究在涉及工作记忆的任务得分上也观察到了退休的负面影响（相等的幅度）。退休对认知功能的负面影响似乎不是瞬时的，而是在一年后才出现的。此外，结果还表明，记忆能力下降主要发生在退休刚开始，之后便趋于稳定。最后，研究者探讨了记忆能力变化与可以享受社保的最低年龄（62岁）的关系。记忆分数在62岁至63岁之间显著下降。作者们认为这不太可能是反向因

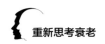

果关系，即认知能力降低后才安排老年人退休。此外，在一项针对来自欧洲不同国家的50岁以上的老年人的研究中，马佐纳和佩拉契（Mazzonna & Peracchi，2012）将正常退休和提前退休年龄纳入范围，并检验了反向因果关系的可能性之后，证实了退休后认知能力会逐步下降，且随着退休时间的延长，这种下降的趋势变得越发严重。

根据研究结果，邦桑和同事们（Bonsang et al.，2012）在其文章的结尾指出，"旨在提升老年人职场参与度的改革，不仅可以确保社会保障体系的稳定性，而且对健康也有积极影响"。但是，我们认为延长退休年龄将对健康（更确切地说是对认知功能）产生有益影响的结论（越来越多）是基于片面的科学数据，并且使用了还原论的观点来看待退休与认知功能之间的联系。事实上，其他研究为退休与认知功能之间的关系提供了不同的见解。另一项研究中，科埃和同事们（Coe et al.，2012）使用了与邦桑的研究采用的同类数据，但聚焦于退休时间并考虑了提早退休。然而，他们并未在普通员工的晚年阶段发现退休时间和老年认知功能之间的明确联系。而在另一方面，研究却观察到了退休对工人的认知功能存在有益影响。在这种情况下，研究者指出，工人可能更容易在工作场所以外从事认知刺激活动（并有益于认知功能），而普通员工在退休后认知刺激的变化则较小。总体来说，探索专业工作类型、退休期间的活动与认知功能之间的关系非常重要。此外，科埃和同事们还指出，各研究观察到的差异数据，可能是所测试模式的特征差异的结果。例如，是否可能考虑提早退休、对向退休过渡的不连续效果的分析与基于退休时间长短的剂量–反应关系、是否测试样品的某些特性所带来的影响。因此，他们呼吁，未来的研究应该在考虑这些不同特征的情况下进行。

此外，我们还可以探讨退休对认知能力负面影响（在日常生活中）的实际功能意义。例如在邦桑和同事们的研究中，回忆任务中对1个单词的回忆能力的下降。此外，退休后认知能力的下降可能由多种因素决定，这一点得到了邦桑和同事们的认可。其中一些因素可能与退休后人们的社会表现有关，例如，个人效率感下降或与老化有关的负面刻板印象（受退休的影响）被激活（请参阅第2章第2.8节）。确实，正如罗兰·利维和拉萨尔（Roland–Levy & Lassarre，2008）所指出的那样，目前所有人对退休的看法几乎都与年龄紧密相关。他们参考了吉尔玛和同事们的研究（Guillemard et al.，1995）。该项研究认为退休是一种社会结构，退休本身被认为是没有价值的，因为退休被置于就业的对立面。只有在职的时候，人们是融入并属于社会的。退休与此相反，因而人们消极地视其为一种被动状态。这样的表

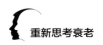
征影响了退休人员对自己形象的看法，从而导致自尊心和个人效率感下降，甚至导致衰老的负面刻板印象被激活。许多心理变化也会对认知功能产生负面影响。

从这个角度来看，贝尔和同事们（Baer et al.，2013）证明，刚退休的人的认知功能之间存在个体差异。这取决于几个因素，其中包括一种稳定的动机状态，旨在寻求和参与高水平认知活动，叫作"认知需求"（need of cognition; Cacioppo & Petty，1982）。研究者纵向随访了（4次年度评估）333名最近退休的人。他们的认知功能（在第3年和第4年进行了评估）是根据对情景记忆、工作记忆、视觉空间能力、执行功能、言语抽象能力、持续关注力、语言和时空方向的表现进行评估并通过总分衡量的。人们还接受了问卷调查，检查抑郁症（在第2、3和4年进行了评估）、认知需求（在第2和第4年进行了评估）以及参与刺激性休闲活动的情况（在第2、3年和第4年进行了评估，评估的活动包括阅读、棋盘游戏、旅行、继续教育、使用互联网或其他媒体、创造性、大众文化和音乐活动，分析中考虑了所实践的不同活动的总数）。在控制了年龄、受教育程度、退休年数和以前的职业等影响之后，结果表明认知需求（在第2年评估）与两年后认知状态（在第4年评估）的变化呈正相关。此外，抑郁症状和刺激性休闲活动的数量（在第2年进行了评估）分别以消极和积极的方式与一年后的认知状态呈负相关和正相关（仅在第3年评估，但没有在第4年发现）。

根据观察到的变量间关系（直接和间接），贝尔和同事们指出，认知需求和参与刺激性休闲活动会对退休人员的认知功能产生不同的作用。认知需求程度高可能促使人们在退休期间从事大量有认知要求的活动，这通过所报告的休闲活动多样性反映得出，并且与认知需求和休闲活动数量之间存在的联系相对应。但是，无论选择何种休闲活动，认知需求程度高会促使人们在所选的活动中寻求更高水平的复杂性（对应于认知需求与认知功能之间的直接联系）。此外，认知需求和参与刺激性休闲活动这两个因素将在退休人员生活的不同阶段影响认知功能。尽管存在局限性（尤其是没有每年都对不同因素进行评估），但这项研究证明了采用多因素方法来研究退休对认知功能的影响（特别是突出了动机作用）的重要性。

另一个可能与退休和认知功能关系相关的因素是退休引起的变化和调整可能带来的压力（参见Behncke，2012，从压力的角度解释退休对身体健康的影响）。但是，应该指出的是，退休的压力影响还取决于人的性格和应对能力、向退休过渡的背景情况、生活环境以及夫妻之间的调整状况等多个因素。因此，不能贸然认为退休会对认知功能产生负面或正面影响。而且还需要考虑许多因素（个体和环境因素）及其相互作用在退休过渡期间对一个人的影响。

当我们询问退休对认知功能以及退休年龄延长的影响时，我们必须并行考虑工作对在职人员认知和大脑健康的影响。VISAT组织（老龄化、健康、工作）曾做过一项随访研究，对象是在法国的3 000名在职和退休人员群体。研究证明：工作组织方式（例如，轮班工作及其引起的生理节律紊乱；一项不允许对自我活动、自我以及自己与世界关系进行思考的工作）和工作内容（例如，缺乏活动；需要很少的认知努力且不会给工作人员带来任何附加价值的工作）会对大脑和认知功能产生持久影响（请参阅Marquie，2010）。根据研究者的观点，"从长期角度看，当涉及职业寿命，个人意识到大量努力和付出只换回很少的投资回报或个人发展方面的负面回报时"，认知偏见会凸显出来。除认知影响外，VISAT的研究还表明某些工作条件如何对睡眠（包括退休期间）、心理健康、精神活性产品的使用，还有血管疾病风险因素等（动脉血压、脂质分布、代谢综合征、体重指数）产生影响：这些显然是可以与认知功能相互作用的影响（请参阅第2章第2节）。

我们再次回顾马奎（Marquie，2010）的研究，"我们不可能在不问询老年人目前和过去的工作状态的情况下，就希望提高老年人的活动率。事实上，正是这些工作状态决定了他们在职业生涯结束时的状态。"在这种情况下，就需要回顾另一项法国研究的数据（Cambois et al.，2008）。该研究表明，在35岁时，管理人员的预期寿命比工人长6年。此外，在一生中，相比管理人员，工人生活在能力缺失和残障条件下的时间更长。

总之，大量研究表明，参与刺激性活动和拥有人生目标是可能降低大脑老化和认知衰退问题风险的因素。因此有必要促进和改善老年人积极参与社会生活的条件。在这种情况下，如上所述，有人建议延长退休年龄，这不仅可以应对因预期寿命延长带来的社会保障体系方面的经济问题，而且也可能有益于老年人的认知功能。我们已经看到了这个建议的提出是基于有争议的经验数据，它绕开了退休与认知功能之间关系所涉及因素的复杂性。

此外，正如作家帕斯卡尔·福特里耶（Pascale Fautrier）在她的博客中指出的那样，延长退休年龄将首先影响最贫困、最辛苦的底层职业（也是最可能容易出现大脑老化和认知衰退问题的职业）。这个提议并没有顾及那些处在重要岗位并且往往也具有良好社会经济地位的人。此外，退休不仅具有经济和政治方面的意义：退休的权利，这是一项可以不在受聘用关系和薪资

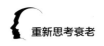
的约束下度过一生的权利，是一项让自己的存在变得完整和充实的权利，特别是以共同生活为中心，让自己活出一个不一样的世界的可能性。提到"共同生活"的问题，这自然引出了探讨患有痴呆症的人的权利和公民身份问题。

5.3　衰老和痴呆症：政治和社会视角

贝尤尼克（Behuniak，2010a）从对痴呆症不同概念的分析得出结论：有必要围绕痴呆症的权力和同情心概念制定一种痴呆症政治模式。作者基于存在主义心理学家罗洛·梅（Rollo May，1973）定义的5种权力形式进行了思考：

－剥削型权力（权力就是实力）：前提是以暴力方式剥夺个人选择的可能性。这是权力最具破坏性的形式。

－操纵型权力（权力的超越）：利用一个人的焦虑和绝望来获得他们的同意，通常利用对个人有利或更好的说辞，来证明其合理性。

－竞争型权力（"反对"的权力）：在这个概念中，权力是一个零和博弈，其中一个人的收益是另一个人的损失；根据梅的说法，如果竞争能够让人开发出潜在的能力，那么这种权力形式倒不一定是坏事。

－ 滋养型权力（"支持"的权力）：这是一种行使权力的健康方式。例如对群体幸福感有责任感的父母、老师或（某些）政治领导人等的权力使用。

－ 整合型权力（"共同"的权力）：这是另一种行使权力的健康形式。通过"正反正"的辩证过程来促进发展；重点在于鼓励以有良知、负责任和合作的非暴力方式来处理批评、分歧和冲突。

正是在此基础上，贝尤尼克考察了与痴呆症不同概念相关的权力假设。正如我们所看到的，从20世纪七八十年代开始的主流生物医学模式将阿尔茨海默病视为一种神经系统疾病，其症状具有特定的生物学基础，并且需要用药物来控制"病人"病体（以力量对抗力量）。阿尔茨海默病被认为是对身份的侵蚀，导致身份的丧失。患痴呆症的人因此变为了非人的、没有权力的、（根据罗洛・梅的说法）导致冲突和侵略行为的状态。当医学诊断宣布当事人失去身份时，司法部门便会考虑，如果不再是"人"（个人身份），则与人相关的权力和保护就不复存在。自此，人只剩下了身体，一具必须加以管理和控制的身体。这种冰冷的医学与法律的联合，对于被诊断患有痴呆症或阿尔茨海默病的人来说是毁灭性的：他们不但失去了自己的身份，对他们的照护和治疗，也仅将管理他们的身体考虑在内（毕竟不再有"人"或个人身份）。随后，出现了专家的管控（医生或其他专业人员）以及社

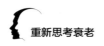
会管控（尤其是在制度化的情况下）。由此，"为了患者的利益"，医学和法律共同合作，指导护理并证明管控的合理性。自此，决策权交给了他人，而来自"一个已经不再存在的人"的预先指示的合法性也可能受到质疑。此外，如果不再有"人"（个人身份），那么自主、善和恶的道德原则是否仍然适用？在这种生物医学和法律模式的框架内，患有痴呆症的人被剥夺了自我表达和发声的权力，也被剥夺了最基本的权力，即作为人存在的权力。任何激进的反应或暴力行为都不被视为对权力被剥夺的拒绝，而是疾病的特征（参见第4章第8节）。所以，该生物医学模式是围绕操纵者和竞争者权力（"在其之上"和"反对"的权力）的模式，目的就是管控患有痴呆症的人。

面对这种生物医学模式的负面作用，人们已经听到了多种声音在捍卫另一种看待痴呆症的方式（例如Maisondieu，1989/2011；Kitwood，1997；Sabat，1998）。总体而言，这些研究者认为神经系统方面的原因不足以解释痴呆症的症状，反而是人们的社交、情感经历以及日常护理实践加剧了这种困难。应该坚持当事人作为"人"（具有其个人身份）的事实，来发掘其仍然存在的潜力。其他研究者则进一步证明了被诊断患有阿尔茨海默病（或痴呆症）的人仍然保留着自己的个人身份，尽管负面社会反应的存在对其公共身份造成了损害（恶意社会定位，malignant social positioning；Sabat，2003）。同样，康托斯（Kontos，2003）一方面对过分关注认知功能的做法提出了批评，另一方面强调了痴呆症患者还保持着"具身的"身份（embodied selfhood）：患有痴呆症（以及有严重的认知问题）的人的身份可以通过身体（在预反射层面）及其与世界的关系（在各种社会和文化因素的影响下建立的关系）来体现。因此，这些人的身份可以通过非语言交流的各种表现形式（面部表情、手势等）、食物偏爱和用餐方式、穿着方式以及对外表的关注来表达。实际上，与衣着、食物、清洁有关的习惯等都可能有助于保持个人连续性并触发某些个人记忆。

即使这些方法受到了某些批评（理论和方法论），它们也极大地推动了针对痴呆症患者护理实践的改变，特别是通过强调他们保留的能力（潜力或剩余的权利）。对于这些以人为中心和基于身份保留的方法，有一种批评针对了它们的非政治属性，即它们搁置了权力问题。批评这些方法的另一个理由是，它们没有充分结合一个事实：痴呆症不仅是一个私人和个人的问题，而且是一个由文化公理和实践共同造成的社会问题。贝尤尼克还指出了这些方法为何没有对法律问题做出明确回应，即了解痴呆症患者是否具有认知能力，从而使其能够了解自己行为的性质和后果（并做出响应决定），由此说明他是否是法律意义上的"人"。特别是，如康托斯所提出的那样，抛开认知的作用，似乎就很难从法律的角度来证明我们希望明确当事人对自己护理或医疗的期望，并用以实践。

　　像贝尤尼克一样，其他研究者也指出医学、法律和文化有时共同对痴呆症患者行使权力，这被视为超越了生产力、自主性、自我控制等关键价值。这种观点的结果是，对患者实施了一种控制，通过最不宽容的权力行使方式（引用梅的意思）：操纵型和竞争型权力。作为回应，几种政治举措（Bartlett & O'Connor，2007；Baldwin，2008；Bartlett，2012）得到了一些支持（痴呆症行动主义，dementia activism），从而使痴呆症患者的声音被更大程度听到，使人们认识到他们的身份，赋予他们更多决策方面的责任，在他们的权力遭到剥夺时能够引起政治抗议，并突出塑造了他们的生活以及公民地位的相互依存关系（与之相关的权力）——这里，我们看到了关注实行滋养型和整合型的权力形式（根据梅的定义），一种因同情心而调和的权力。

　　但贝尤尼克（Behuniak，2010a）认为，重视痴呆症患者的公民身份其实存在问题。的确，唤起公民的身份，也就是要求权利的平等。当个体之间存在如此显著的差异，显著到有些人需要进行各种治疗时（例如，被诊断患有痴呆症的人的情况），这就会出现问题。此外，巴特利特和奥康纳（Bartlett & O'Connor，2007）建议采用更广阔的视角，将"人"（及其个人身份）与公民融为一体，但这一视角也认识到人类历史的复杂性。因此，贝尤尼克更偏向建议将痴呆症患者视为"弱势"人群。这一"弱势"的概念已被用于多种含义，并受到各种批评，但贝尤尼克提议该概念专指保护自己利益的能力的不确定性。这不是强调依赖性，而是关于个人决策能力的问题。这种看待"弱势"的方法避免了将其等同于衰老、虚弱，这会损害许多有能力个体假定的自主权和权力。因此，"弱势"的人是有时在某些任务上需要特殊保护或照护，但不剥夺他们的权力、尊严、公民身份和"人性"的人。此外，这种"弱势"的概念突出了我们与其他人的联系，因为我们所有人都可能会变得脆弱，所有人都有责任满足"弱势"群体的需求。正如贝尤尼克对概念的使用，"弱势"概念强调"关系的质量"而不是"自主性"，是"责任"而不是"权力"，按梅的定义，是"共同"的权力而不是权力的超越。

因此，"弱势"是一种差异，必须将其纳入个人身份理论中，而不是被用作排除一个人或取消其资格的理由。总体来说，贝尤尼克提出的痴呆症政治模式使痴呆症患者被视为具有合法个人身份的人，且认为其仍然是社区的成员，有权获得带有同情心的帮助和照顾。同情痴呆症的政治模式不仅抽象地思考问题，还要考虑对人们日常生活产生的具体影响，通过这种方式推动法律重塑。此外，这一模式使我们能够接受大脑老化

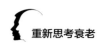

和认知衰退的复杂性和细微差别，并摆脱还原论生物医学模式的确定性和病理分类。最后，这将促进患有老年痴呆症的人被纳入调查和决策过程，带来对某些具体的法律和医疗实践的修正。但是，正如贝尤尼克指出的那样，这种方法的挑战之一，显然是在权力与保护之间取得平衡。也就是说判断一个人何时离开了能力减弱的"灰色地带"，进入能力缺失的状态。

实际上，在还原论主流生物医学模式的影响下，痴呆症所引起的社会看法问题以及由痴呆症所引起的社会实践问题，又回到了更普遍的问题上，即社会中弱势公民的地位问题。根据塞利格（Zeilig，2013）的研究，痴呆症可以被看作一幅社会的画像（一种文化隐喻），"它揭示了我们的真实面貌"。它让我们反思，我们的生活方式（在"痴呆症"的社会中）和被诊断患有痴呆症的人以及其他弱势人群（无论年轻或年老）试图融入世界的方式之间的相似之处。这个世界推崇效率、个人主义和对认知技能的不断获取，贬低同情心、团结、社会参与和"我们共同的人类记忆"。痴呆症成了一个棱镜。通过它，我们可以更清楚地看到社会状况以及改变和发展它的必要性。支持以另一种方式来思考衰老，也是让自己参与到另一种类型的社会中。在这样的社会里，弱势、差异和局限也能拥有自己的一席之地！

参考文献

Aguirre, E., Woods, R.T., Spector, A., & Orrell, M. (2013). Cognitive stimulation for dementia: A systematic review of the evidence of effectiveness from randomized controlled trials. *Ageing Research Reviews*, *12*, 253–262.

Al Hazzouri, A.Z., Haan, M.N., Kalbfleisch, J.D., Galea, S., Lisabeth, L.D., & Aiello, A.E. (2011). Life-course socioeconomic position and incidence of dementia and cognitive impairment without dementia in older Mexican Americans: Results from the Sacramento Area Latino Study on Aging. *American Journal of Epidemiology*, *173*, 1148–1158.

Albert, M. S., DeKosky, S.T., Dickson, D., Dubois, B., Feldman, H.H., Fox, N., ... Phelps, C.H. (2011). The diagnosis of mild cognitive impairment due to Alzheimer's disease: Recommendations from the NIA-Alzheimer's Association workgroups on diagnostic guidelines for Alzheimer's disease. *Alzheimer's & Dementia*, *7*, 270–279.

Amieva, H., Stoykova, R., Matharan, F., Helmer, C., Antonucci, T.C., & Dartigues, J.-F. (2010). What aspects of social network are protective for dementia? Not the quantity but the quality of social interactions is protective up to 15 years later. *Psychosomatic Medicine*, *72*, 905–911.

Andel, R., Crowe, M., Hahn, E.A., Mortimer, J.A., Pedersen, N.L., Fratiglioni, L., ... Gatz, M. (2012). Work-related stress may increase the risk of vascular dementia. *Journal of the American Geriatrics Society*, *60*, 60–67.

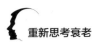
Andel, R., Crowe, M., Pedersen, N.L., Mortimer, J., Crimmins, E., Johansson, B., & Gatz, M. (2005). Complexity of work and risk of Alzheimer's disease: A population-based study of Swedish twins. *The Journals of Gerontology, 60B*, 251–258.

Andrew, M.K., & Rockwood, K. (2010). Social vulnerability predicts cognitive decline in a prospective cohort of older Canadians. *Alzheimer's & Dementia, 6*, 319–325.

Arfeux-Vaucher, G., & Ploton, L. (2012). *Les démences au croisement des non-savoirs. Chemins de la complexité*. Rennes: Les Presses de l'EHESP.

Aselage, M.B., & Amella, E.J. (2010). An evolutionary analysis of mealtime difficulties in older adults with dementia. *Journal of Clinical Nursing, 19*, 33–41.

Bak, T.H., Nissan, J.J., Allerhand, M.M., & Deary, I.J. (2014). Does bilingualism influence cognitive aging? *Annals of Neurology, 75(6)*, 959–963.

Baer, L.H., Tabri, N., Blair, M., Bye, D., Li, K.Z.H., & Pushkar, D. (2013). Longitudinal associations of need for cognition, cognitive activity, and depressive symptomatology with cognitive function of recent retirees. *The Journals of Gerontology, 68B*, 655–664.

Bahar–Fuchs, A., Clare, L., & Woods, B. (2013). Cognitive training and cognitive rehabilitation for mild to moderate Alzheimer's disease and vascular dementia. *Cochrane Database Systematic Review*, doi: 10.1002/14651858. CD003260.pub2.

Baldwin, C. (2008). Narrative citizenship and dementia: The personal and the political. *Journal of Aging Studies, 22*, 222–228.

Ballenger, J. (2010). DSM-V: Continuing the confusion about aging, Alzheimer's and dementia. *http://historypsychiatry.com/2010/03/19/dsmv-continuing-the-confusion-about-aging-alzheimer%E2%80%99s-and-dementia/*.

Banerjee, S., Hellier, J., Dewey, M., Romeo, R., Ballard, C., Baldwin, R., … Burns, A. (2011). Sertraline or mirtazapine for depression in dementia (HTA-SADD): a randomized, multicentre, double-blind, placebo-controlled trial. *The Lancet, 378*, 403–411.

Banerjee, S., Willis, R., Matthews, D., Contell, F., Chan, J., & Murray, J. (2007). Improving the quality of care for mild to moderate dementia: an evaluation of the Croydon Memory Service Model. *International Journal of Geriatric Psychiatry, 22,* 782–788.

Barnes, D.E., & Yaffe, K. (2011). The projected effect of risk factor reduction on Alzheimer's disease prevalence. *Lancet Neurology, 10,* 819–828.

Barnett, J.H., Hachinski, V., & Blackwell, A.D. (2013). Cognitive health begins at conception: addressing dementia as a lifelong and preventable condition. *BMC Medicine, 11*:246.

Bartlett, R. (2014). The emergent modes of dementia activism. *Ageing & Society, 34,* 623–644.

Bartlett, R., & O'Connor, D. (2007). From personhood to citizen: Broadening the lens for dementia to practice and research. *Journal of Aging Studies, 21,* 107–118.

Beard, R.L. (2011). Art therapies and dementia: A systematic review. *Dementia, 11,* 633–656.

Beard, R.L., & Neary, T.M. (2012), Making sense of nonsense: experiences of mild cognitive impairment. *Sociology of Health & Illness, 20,* 1–17.

Beer, Ch., Flicker, L., Horner, B., Bretland, N., Scherer, S., Nicola, T., … Almeida, O.P. (2010). Factors associated with self and informant ratings of the quality of life of people with dementia living in care facilities: A cross sectional study. *PLoS ONE, 5,* e15621.

Behncke, S. (2012). Does retirement trigger ill health? *Health Economics, 21,* 282–300.

Behuniak, S.M. (2010a). Toward a political model of dementia: Power as compassionate care. *Journal of Aging Studies, 24,* 231–240.

Behuniak, S.M. (2010b). The living dead? The construction of people with Alzheimer's disease as zombies. *Aging & Society, 31,* 70–92.

Bialystok, E., Craik, F.I.M., & Luk, G. (2012). Bilinguism: Consequences for

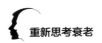

minds and brain. *Trends in Cognitive Sciences, 16*, 240–250.

Bickel, H., Ander, K.–H., Brönner, M., Etgen, Th., Gnahn, H., Gotzler, O., … Förstl, H. (2012). Reduction of long–term care dependence after an 8-year primary care prevention program for stroke and dementia: The INVADE trial. *Journal of the American Heart Association, 1*(4):e000786.

Biessels, G.J., Strachan, M.W.J., Visseren, F.L.J., Kappelle, L.J., & Whitmer, R.A. (2014). Dementia and cognitive decline in type 2 diabetes and prediabetic stages: towards targeted interventions. *Lancet Diabetes Endocrinol, 2*, 246–255.

Billington, J., Carroll, J., Davis, Ph., Healey, Ch., & Kinderman, P. (2013). A literature-based intervention for older people living with dementia. *Perspectives in Public Health, 133*, 165–173.

Billioti de Gage, S., Bégaud, B., Bazin, F., Verdoux, H., Dartigues, J.F., Pérès, K., … Pariente, A. (2012). Benzodiazepine use and risk of dementia. *British Medical Journal, 345*: e6321.

Black, K. (2011). Combining the young and the young at heart: Innovative, intergenerational programming throughout the continuum of long-term care. *Journal of Intergenerational Relationships, 9*, 458–451.

Bonsang, E., Adam, S., & Perleman, S. (2012). Does retirement affect cognitive functioning? *Journal of Health Economics, 31*, 490–501.

Boyle, P.A., Buchman, S.B., Barnes, L.L., & Bennett, D.A. (2010a). Effect of a purpose in life on rik of incident Alzheimer disease and mild cognitive impairment in community-dwelling older persons. *Archives of General Psychiatry, 67*, 304–310.

Boyle, P.A., Buchman, S.B., & Bennet, M.D. (2010b). Purpose in life is associated with a reduced risk of incident disability among community-dwelling older persons. *American Journal of Geriatric Psychiatry, 18*, 1093–1102.

Bozoki, A.C., An, H., Bozoki, E.S., & Little, R.J. (2009). The existence of cognitive plateaus in Alzheimer's disease. *Alzheimer's & Dementia, 5* , 470–478.

Brayne, C., & Davis, D. (2012). Making Alzheimer's and dementia research fit for populations. *Lancet, 380*, 1441–1443.

Brayne, C., Gao, L., Dewey, M., & Matthews, F.E., Medical Research Council Cognitive Function and Aging Study Investigators (2006). Dementia before death in ageing societies. The promise of prevention and the reality. *PLoS Medicine, 3*, 1922–1929.

Brooks, B.L., Iverson, G.L., Holdnack, J.A., & Feldman, H.H. (2008). Potential for misclassification of mild cognitive impairment: A study of memory scores on the Wechsler Memory scale- Ⅲ in healthy older adults. *Journal of the International Neuropsychological Society, 14*, 463–478.

Brunet, M.D., McCartney, M., Heath, I., Tomlinson, J., Gordon, P., Cosgrove, J., ... Batthia, N. (2012). There is no evidence base for proposed dementia screening. *British Medical Journal, 345:e8588*, doi: 10.1136/bmj. e8588.

Buchman, A.S., Boyle, P.A., Yu, L., Shah, R.C., Wilson, R.S., & Bennett, D.A. (2012). Total daily physical activity and the risk of AD and cognitive decline in older adults. *Neurology, 78*, 1323–1329.

Butterworth, P., Cherbuin, N., Sachdev, P., & Anstey, K.J. (2011). The association between financial hardship and amygdale and hippocampal volumes: results from the PATH through life project. *Social Cognitive and Affective Neuroscience, 7*, 548–556.

Cacioppo, J.T., & Hawkley, L.C. (2009). Perceived social isolation and cognition. *Trends on Cognitive Sciences, 13*, 447–454.

Cacioppo, J.T., & Petty, R.E. (1982). The need for cognition. *Journal of Personality and Social Psychology, 42*, 116–131.

Calkins, M. (2009). Evidence–based long term care design. *NeuroRehabilitation, 25*, 145–154.

Cambois, E., Laborde, C., & Robine, J.-M. (2008). La «double peine» des ouvriers: plus d'années d'incapacité au sein d'une vie plus courte. *Population & Sociétés, 441*, 1–4.

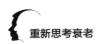

Camic, P.M., Williams, C.M., & Meeten, F. (2013). Does a "singing together group" improve the quality of life of people with a dementia and their carers? A pilot evaluation study. *Dementia, 12*, 157–176.

Camp, C.J., & Lee, M.M. (2011). Montessori-based activities as a transgenerational interface for persons with dementia and preschool children. *Journal of Intergenerational Relationships, 9*, 366–373.

Carbonnelle, S., Casini, A., & Klein, O. (2009). Les representations sociales de la demence: de l'alarmisme vers une image plus nuancee. Bruxelles: Fondation Roi Baudouin.

Carlson, M.C., Parisi, J.M., Xia, J., Xue, Q.-L., Rebok, G.W., Bandeen-Roche, K., & Fried, L.P. (2011). Lifestyle activities and memory: Variety may be the spice of life. The Women's Health and Aging Study Ⅱ. *Journal of the International Neuropsychological Society, 18*, 1–9.

Carlsson, M.C., Saczynski, J.S., Rebok, G.W., Seeman, T., Glass, Th. A., McGill, S., ... Fried, L.P. (2008). Exploring the effects of an "Everyday" activity program on executive function and memory: Experience Corps. *The Gerontologist, 48*, 793–601.

Caspi, E. (2013). Time for change: Persons with dementia and "behavioral expressions", not "behavioral symptoms". *JAMDA, 14*, 768–769.

Castellani, R.J., & Perry, G. (2012). Pathogenesis and disease–modifying therapy in Alzheimer's disease: The flat line of progress. *Archives of Medical Research, 43*, 694–698.

Chang, M., Jonsson, P.V., Snaedal, J., Bjornsson, S., Saczynski, J.S., Aspelund, Th., ... Launer, L.J. (2010). The effect of midlife physical activity on cognitive function among older adults: AGES-Reykjavik study. *The Journals of Gerontology, 65A*, 1369–1374.

Charras, K., & Gzil, F. (2013). Judging a book by its cover: Uniforms and quality of life in special care units for people with dementia. *American Journal of Alzheimer's Disease & Other Dementias, 28*, 450–458.

Cheng, G., Huang, C., Deng, H., & Wang, H. (2012). Diabetes as a risk factor for dementia and mild cognitive impairment: a meta-analysis of longitudinal studies. *Internal Medicine Journal, 42,* 484–491.

Chetelat, G. (2013). Aβ-independent processes: Rethinking preclinical AD. *Nature Reviews/Neurology, 9,* 123–124.

Chou, S.C., Boldy, D.P., & Lee, A.H. (2002). Measuring job satisfaction in residential aged care. *International Journal for Quality in Health Care, 14,* 49–54.

Chung, J.C.C. (2009). An intergenerational reminiscence programme for older adults with early dementia and youth volunteers: values and challenges. *Scandinavian Journal of Caring Studies, 23,* 259–264.

Clare, L., Linden, D.E.J., Woods, R.T., Evans, S., J., Parkinson, C.H., ... Rugg, M.D. (2010). Goal-oriented cognitive rehabilitation for people with early-stage Alzheimer Disease: A single-blind randomized controlled trial of efficacy. *American Journal of Geriatric Psychiatry, 18,* 928–939.

Clare, L., & Woods, R.T. (2004). Cognitive training and cognitive rehabilitation for people with early-stage Alzheimer's disease: a review. *Neuropsychological Rehabilitation, 14,* 385–401.

Clarke, C.L., Keady, J., Wilkinson, H., Gibb, C.E., Luce, A., Cook, A., & Williams, L. (2000). Dementia and risk: contested territories of everyday life. *Journal of Nursing and Healthcare of Chronic Illness, 2,* 102–112.

Coe, N.B., Von Gaudecker, H.-N., Lindenboom, M., & Maurer, J. (2012). The effect of retirement on cognitive functioning. *Health Economics, 21,* 913–927.

Cohen-Mansfield, J. (2014). Expanded review criteria: the case of nonpharmaceutical interventions in dementia. *Journal of Alzheimer's Disease, 41(1),* 15–28.

Cohen-Mansfield, J., Libin, A., & Marx, M.S. (2007). Nonpharmacological treatment of agitation: A controlled trial of systematic individualized intervention. *The Journals of Gerontology, 62A,* 908–916.

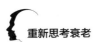
Collier, T.J., Kanaan, N.M., & Kordower, J.H. (2011). Ageing as a primary factor for Parkinson's disease: evidence from studies of non-human primates. *Nature Reviews Neuroscience, 12,* 359–366.

Cooper, C., Mukadam, N., Katona, C., Lyketsos, C.G., Blazer, D., Rabins, P., … Livingston, G. (2013). Systematic review of the effectiveness of pharmacological interventions to improve quality of life and well-being in people with dementia. *American Journal of Geriatric Psychiatry, 21,* 173–183.

Coppus, A., Evenhuis, H., Verberne, G.J., Visser, F., van Gool, P., Eikelenboom, P., & van Duijin, C. (2006). Dementia and mortality in persons with Down's syndrome. *Journal of Intellectual Disability Research, 50,* 768–777.

Daley, S., Newton, D., Slade, M., Murray, J., & Banerjee, S. (2013). Development of a framework for recovery in older people with mental disorder. *International Journal of Geriatric Psychiatry, 28,* 522–529.

Davis, D.H.J., Muniz Terrera, G., Keage, H., Rahkonen, T., Oinas, M., Matthews, F.E., … Brayne, C. (2012). Delirium is a strong risk factor for dementia in the oldest-old: a population–based cohort study. *Brain, 9,* 2809–2816.

De la Sayette, V., Viader, F., & Chapon, F. (2012). Une démence fréquente: la démence à corps de Lewy. *Bulletin de l'Académie nationale de Médecine, 196,* 445–455.

De la Torre, J.C. (2012). A turning point for Alzheimer's disease? *Biofactors, 38,* 78–83.

De la Torre, J.C. (2011). Three postulates to help identify the cause of Alzheimer's Disease. *Journal of Alzheimer's Disease, 24,* 657–668.

De Winter, C.F., Bastaanse, L.P., Hilgenkamp, T.I. M., Evenhuis, H.M., & Echteld, M.A. (2012). Cardiovascular factors (diabetes, hypertension, hypercholesterolemia and metabolic syndrome) in older people with intellectual disability: Results of the HA-ID study. *Research in Developmental Disabilities, 33,* 1722–1731.

Drachman, D. (2014). The amyloid hypothesis, time to move on: Amyloid is the downstream result, not the cause, of Alzheimer's disease. *Alzheimer's and Dementia*, doi: 10.1016/j.jalz.2013.11.003.

Drageset, J., Eide, E.G., Nygaard, H.A., Bondevik, M., Nortved, M.N., & Natvig, G.K. (2009). The impact of social support and sense of coherence on health-related quality of life among nursing home residents. *International Journal of Nursing Studies*, *46*, 66–76.

Droz Mendelzweig, M. (2009). Constructing the Alzheimer patient: Bridging the gap between symptomatology and diagnosis. *Sciences Studies*, *22*, 55–79.

Dugger, B.N., Hentz, J.G., Adler, C.H., Sabbagh, M.N., Shill, H.A., Jacobson, S ., ... Beach, T.G. (2014). Clinicopathological outcomes of prospectively followed normal elderly brain bank volunteers. *Journal of Neuropathology and Experimental Neurology*, *73*, 244–252.

Dunham, C., & Casadonte, D. (2009). Children's attitudes and classroom interaction in an intergenerational education program. *Educational Gerontology*, *35*, 453–464.

Dupuis, S., Gillies, J., Carson, J., Whyte, C., Genoe, R., Loiselle, L., & Sadler, L. (2012a). Moving beyond patients and client approaches: Mobilizing 'authentic partnerships' in dementia care, support and services. *Dementia*, *11*, 428–450.

Dupuis, S., McAiney, C.A., Fortune, D., Ploeg. J., & Witt, L.D. (2014). Theoretical foundations guiding culture change: The work of the Partnerships in Dementia Care Alliance, doi: 10.1177/1471301213518935.

Dupuis, S., Whyte, C., & Carson, J. (2012b). *Leisure in long-term care settings*. In J. Singleton & H. Gibson (Eds), Leisure in later life (pp. 217–237). *Human Kinetics*, *54*, 240–254.

Dupuis, S., Wiersma, E., & Loiselle, L. (2012c). Pathologizing behavior: Meanings of behaviors in dementia care. *Journal of Aging Studies*, *26*, 162–173.

EClipSE Collaborative Members (2010). Education, the brain and dementia.

Brain, 133, 2210–2216.

Edvardsson, D., Fetherstonhaugh, D., McAuliffe, L., Nay, R., & Chenco, C. (2011). Job satisfaction amongst aged care staff: exploring the influence of person-centered care provision. *International Psychogeriatrics, 23,* 1205–1212.

Edvardsson, D., Fetherstonhaugh, D., Nay, R., & Gibson, S. (2010). Development and initial testing of the Person-centered Care Assessment Tool (P-CAT). *International Psychogeriatrics, 22,* 101–108.

Eekelaar, C., Camic, P.M., & Springham, N. (2012). Art galleries, episodic memory and verbal fluency in dementia: An exploratory study. *Psychology of Aesthetics, Creativity, and the Arts, 6,* 262–272.

Elseviers, M.M., Vander Stichele, R.R., & Van Bortel, L. (2010). Drug utilization in Belgian nursing homes: impact of resident's and institutional characteristics. *Pharmacoepidemiology and Drug Safety, 19,* 1041–1048.

Emery, C.F., Finkel, D., & Pedersen, N.L. (2012). Pulmonary function as a cause of cognitive aging. *Psychological Sciences, 23,* 1024–1032.

Erten-Lyons, D., Woltjer, R.L., Dodge, H., Nixon, R., Vorobik, R., Calvert, J.F., … Kaye, J. (2009). Factors associated with resistance to dementia despite high Alzheimer disease pathology. *Neurology, 72,* 354–360.

Esbensen, A.J., Mailick, M.R., & Silverman, W. (2013). Long-term impact of parental well-being on adult outcomes and dementia status in individuals with Down syndrome. *American Journal on Intellectual and Developmental Disabilities, 118,* 294–309.

Etgen, T., Chonchol, M., Förstl, H., & Sander, D. (2012). Chronic kidney disease and cognitive impairment: A systematic review and meta-analysis. *American Journal of Nephrology, 35,* 474–482.

Evans, E., Bhardwaj, A., Brodaty, H., Sachdev, P., Draper, B., & Trollor, J. M . (2013). Dementia in people with intellectual disability: Insights and challenges in epidemiological research with an at–risk population. *International Review of Psychiatry, 25,* 755–763.

Farkas, M., & Vallee, C. (1996). De la réappropriation au pouvoir d'agir: la dimension discrète d'une réelle réadaptation. *Santé Mentale du Québec, 21*, 21–32.

Fischer, P., Jungwirth, S., Krampla, W., Leitha, Th., & Tragl, K.H. (2011). Case reports. "Reversible" Alzheimer's disease? *Journal of the American Geriatrics Society, 59*, 1137–1160.

Fjell, A.M., McEvoy, L., Holland, D., Dale, A.M., & Walhovd, K.B. (2014). What is normal in normal aging? Effects of aging, amyloid, and Alzheimer's disease on the cerebral cortex and the hippocampus. *Progress in Neurobiology, 117*, 20–40.

Fleming, R., & Purandare, N. (2010). Long-term care for people with dementia: environmental design guidelines. *International Psychogeriatrics, 7* , 1084–1096.

Flick, U., Garms-Homolovà, V., & Röhnsch, G. (2010). 'When they sleep, they sleep'. Daytime activities and sleep disorders in nursing homes. *Journal of Health Psychology, 15*, 755–764.

Forstmeier, S. *et al.*, on behalf of the AgeCoDe Study Group (2011). Motivational reserve: Motivation-related occupational abilities and risk of mild cognitive impairment and Alzheimer disease. *Psychology and Aging, 27*, 253–263.

Fotuhi, M., Do, D., & Jack, C. (2012). Modifiable factors that alters the size of hippocampus with ageing. *Nature Reviews Neurology, 8*, 189–202.

Fotuhi, M., Hachinski, V., & Whitehouse, P. (2009). Changing perspectives regarding late-life dementia. *Nature Reviews Neurology, 5*, 649–658.

Foubert-Samier, A., Helmer, C., Perez, F., Le Goff, M., Auriacombe, S., Elbaz, A., … Tison, F. (2012). Past exposure to neuroleptic drugs and risk of Parkinson disease in an elderly cohort. *Neurology, 79*, 1615–1621.

Fox, M., Knapp, L.A., Andrews, P.W., & Fincher, C.L. (2013). Hygiene and the world distribution of Alzheimer's disease. Epidemiological evidence for a relationship between microbial environment and age-adjusted disease burden. *Evolution, Medicine, and Public Health, 1*, 173–186.

Fox, S., & Giles, H. (1993). Accomodating intergenerational contacts: A critical

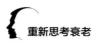
and theoretical model. *Journal of Aging Studies, 7*, 423–451.

Friedland, R.P., & Nandi, S. (2013). A modest proposal for a longitudinal study of dementia prevention (with apologies to Jonathan Swift, 1729). *Journal of Alzheimer's Disease, 33*, 313–315.

Furukawa, K., Ootsuki, M., Kodama, M., & Arai, H. (2012). Exacerbation of dementia after the earthquake and tsunami in Japan. *Journal of Neurology, 259*, 1243.

Gao, Y., Huang, C., Zhao, K., Ma, L., Qiu, X., Zhang, L., ... Xiao, Q. (2013). Depression as a risk factor for dementia and mild cognitive impairment: a meta–analysis of longitudinal studies. *International Journal of Geriatric Psychiatry, 28*, 441–449.

Gardner, R.C., & Yaffe, K. (2014).Traumatic brain injury may increase risk of young-onset dementia. *Annals of Neurology, 63*, 129–136.

Garms-Homolovà, V., Flick, U., & Röhnsch, G. (2010). Sleep disorders and activities in long term care facilities: a vicious cycle? *Journal of Health Psychology, 15*, 744–754.

Garre-Olmo, J., Lopez-Pousa, S., Turon-Estrada, A., Juvinyà, D., Ballester, D., & Vilalta-Franch, J. (2012). Environmental determinants of quality of life in nursing home residents with severe dementia. *Journal of the American Geriatrics Society, 60*, 1230–1236.

Genoe, M.R. (2010). Leisure as resistance within the context of dementia. *Leisure Studies, 29*, 303–320.

Genoe, M.R., & Dupuis, S.R. (2011). "I'm just like I always was": a phenomenological exploration of leisure, identity and dementia. *Leisure/Loisir, 35*, 423–452.

George, D. (2010). The art of medicine. Overcoming the social death of dementia through language. *The Lancet, 21*, 586–587.

George, D. (2011). Intergenerational volunteering and quality of life: mixed methods evaluation of a randomized control trial involving persons with mild to moderate dementia. *Quality of Life Research, 20*, 987–995.

George, D.R., & Whitehouse, P.J. (2011). Marketplace of memory: What the brain fitness technology says about us and how we can do better. *The Gerontologist*, *51*, 590–596.

Geschwind, D.H., Robidoux, J., Alarcon, M., Miller, B.L., Wilhelmsen, K.C., Cummings, J. L., & Nasreddine, Z.S. (2001). Dementia and neurodevelopmental predisposition: Cognitive dysfunction in presymptomatic subjects precedes dementia by decades in frontotemporal dementia. *Annals of Neurology*, *50*, 741–746.

Giraud-Baro, E. (2012). Interview croisee Réh@b/Agapsy. *Pluriels*, *94–95*, 4–12.

Goodman, M. J., & Brixner, D. I. (2013). New therapie for treating Down syndrome require quality of life measurement. *American Journal of Medical Genetics*, *161A*, 639–641.

Graham, D.J., Stockinger, S., & Leder, H. (2013). An island of stability: art images and natural scenes – but not natural faces – show consistent esthetic response in Alzheimer's-related dementia. *Frontiers in Psychology*, *4:107*.

Grandjean, P., & Landrigan, P.J. (2006). Developmental neurotoxicity of industrial chemicals. *The Lancet*, *168*, 2167.

Greaves, I., & Jolley, D. (2010). National Dementia Strategy: well intentioned–but how well founded and how well directed? *British Journal of General Practice*, *60*, 193–198.

Greenings, L., Greaves, I., Greaves, N., & Jolley, D. (2009). Positive thinking on memory problems and dementia in primary care: Gnosall Memory Clinic. *Community Practitioner*, *18*, 26–29.

Gu, Y., Nieves, J.W., Stern, Y., Luchsinger, J.A., & Scarmeas, N. (2010). Food combination and Alzheimer disease risk. *Archives of Neurology*, *67*, 699–706.

Guillaume, F., Tiberghien, G., & Baudouin, J.-Y. (2013). *Le cerveau n'est pas ce que vous pensez. Images et mirages du cerveau.* Grenoble: Presses universitaires de Grenoble.

Guillemard, A.M., Légaré, J., & Ansart, P. (1995). *Entre travail, retraite et*

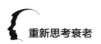
vieillesse: le grand écart. Paris: L'Harmattan.

Gzil, F. (2011). Les maladies d'Alzheimer sont–elles des demences? *La Revue du Praticien, 61*, 920.

Hakansson, K., Rovio, S., Helkala, E.-L., Vilska, A.-R., Winblad, B., Soininen, H., … Kivipelto, M. (2009). Association between mid-life marital status and cognitive function in later life: population based cohort. *British Medical Journal, 339:b2462.*

Halpern, A. R., & O'Connor, M. G. (2013). Stability of art preference in frontotemporal dementia. *Psychology of Aesthetics, Creativity, and the Arts, 7*, 95–99.

Haslam, C., Morton, Th., Haslam, A., Varnes, L., Graham, R., & Gamaz, L. (2012). "When the age is in, the wit is out": Age-related self-categorization and deficit expectations reduce performance on clinical tests used in dementia assessment. *Psychology and Aging, 27*, 778–784.

Haw, C., & Stubb, J. (2010), Covert administration of medication to older adults: a review of the literature and published studies. *Journal of Psychiatric and Mental Health Nursing, 17*, 761–768.

Hayden, K.M., Norton, M.C., Darcey, D., Østbye, T., Zandi, P.P., Breitner, J.C.S., & Welsh-Bohmer, K. (2010). Occupational exposure to pesticides increases the risk of incident AD. The Cache County Study. *Neurology, 74*, 1524–1530.

Heggestad, A.K.T., & Nortvedt, P. (2013). 'Like a prison without bars': Dementia and experience of dignity. *Nursing Ethics, 8*, 881–892.

Heyman, J.C., Gutheil, I.A., & Whire-Ryan, L. (2011). Preschool children's attitude toward older adults: Comparison of intergenerational and traditional day care. *Journal of Intergenerational Relationships, 9*, 435–444.

Hill, N.L., Kolanowski, A., & Kürüm, E. (2010). Agreeableness and activity engagement in nursing home residents with dementia. *Journal of Gerontological Nursing, 36*, 45–52.

Holwerda, T.J., Deeg, D.J.H., Beekman, A.T.F., van Tilburg, T.G., Stek, M.L.,

Jonker, C., & Schoevers, R.A. (2014). Feelings of loneliness, but not social isolation, predict dementia onset: results from the Amsterdam Study of the Elderly (AMSTEL). *Journal of Neurology, Neurosurgery & Psychiatry, 85,* 135–142.

Huang, Y., & Halliday, G. (2013). Can we clinically diagnose dementia with L ewy bodies yet? *Translational Neurodegeneration, 2:4,* doi: 10.1186/2047-9158-2-4.

Hung, L., & Chaudbury, H. (2010). Exploring personhood in dining experiences of residents with dementia in long–term facilities. *Journal of Aging Studies, 25,* 1–12.

Iliffe, S. (2010). National Dementia Strategy. *British Journal of General Practice, 60,* 193–198.

Ivanoiu, A. (2014). Étiopathogénie et semiologie des démences. In X. Seron et M. Van der Linden (Éds), *Traité de neuropsychologie clinique de l'adulte* (pp. 543–573). Paris: De Boeck-Solal.

Jha, A., Jan, F., Gale, T., & Newman, Ch. (2013). Effectiveness of a recovery-orientated psychiatric intervention package on the wellbeing of people with early dementia: a preliminary randomized controlled trial. *International Journal of Geriatric Psychiatry, 28,* 589–596.

Johansson, L., Guo, X., Hällström, T., Norton, M.C., Waerm, M., Östling, S., … Skoog, I. (2013). Common psychosocial stressors in middle-aged women related to longstanding distress and increased risk of Alzheimer's disease: a 38-year longitudinal population study. *BMJ Open,* 2013; 3e003142.

Johansson, L., Guo, X., Waern, M., Ostling, S., Gustafson, D., Bengtsson, C., & Skoog, I. (2010). Midlife psychological stress and risk of dementia: a 35-year longitudinal study. *Brain, 8,* 2217–2224.

Jolley, D., Greaves, I., Greaves, N., & Greening, L. (2010). Three tiers for a comprehensive regional memory service. *Journal of Dementia Care, 18,* 26–29.

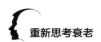
Josephs, K.A., Hodges, J.R., Snowden, J.S., Mackenzie, I.R., Neumann, M., Mann, D.M., & Dickson, D.W. (2011). Neuropathological background of phenotypical variability in frontotemporal dementia. *Acta Neuropathologica*, *122*, 137–153.

Justiss, M.D., Boustani, M., Fox, C., Katona, C. Perkins, A.J., Healey, P.J., ... Scott, E. (2009). Patients' attitudes of dementia screening across the Atlantic. *International Journal of Geriatric Psychiatry*, *24*, 632–637.

Kalkonde, Y.V., Jawaid, A., Qureshi, S.U., Shirani, P., Wheaton, M., Pinto-Patarroyo, G.P, & Schulz, P.E. (2012). Medical and environmental risk factors associated with frontotemporal dementia: A case-control study in a veteran population. *Alzheimer's & Dementia*, *8*, 204–210.

Kåreholt, I., Lennartsson, C., Gatz, M., & Parker, M.G. (2010). Baseline leisure time activity and cognition more than two decades later. *International Journal of Geriatric Psychiatry*, *26*, 65–74.

Katz, S., & Peters, K.R. (2008). Enhancing the mind? Memory medicine, dementia, and the aging brain. *Journal of Aging Studies*, *22*, 348–355.

Katz, S., & Calasanti, T. (2014). Critical perspectives on successuful aging: Does it "appeal more than it illuminates"? *The Gerontologist*, doi: 10.1093/geront/gnu027.

Kemper, S., & Harden, T. (1999). Experimentally disentangling what's beneficial about elderspeak from what's not. *Psychology and Aging*, *14*, 656–670.

Kendler, K.S., Zachar, P., & Craver, C. (2011). What kinds of things are psychiatric disorders? *Psychological Medicine*, *41*, 1143–1150.

Kessler, E.-M., & Staudinger, U.M. (2007a). Intergenerational potential: Effects of social interaction between older adults and adolescents. *Psychology and Aging*, *22*, 690–704.

Kessler, E.-M., & Staudinger, U.M. (2007b). Plasticity in old age: Micro and macro perspectives on social contexts. In H.-W. Whal, C. Tesch-Römer & A. Hoff (Éds), *Emergence of new person-environment dynamics in old age:*

A multidisciplinary exploration (pp. 361–381). Amityville, NY: Baywood Publishing.

Kinderman, P. (2005). A psychological model of mental disorder. *Harvard Review of Psychiatry*, *13*, 206–217.

Kitwood, T. (1997). *Dementia reconsidered: The person comes first*. Buckingham: Open University Press.

Kitwood, T., & Bredin, K. (1992). Towards a theory of dementia care: Personhood and well-being. *Ageing and Society*, *12*, 269–287.

Kivipelto, M., Solomon, A., Ahtiluoto, S., Ngandu, T., Lehtisalo, J., Antikainen, R., … Soininen, H. (2013). The Finnish Geriatric Intervention Study to Prevent Cognitive Impairment and Disability (FINGER): Study design and progress. *Alzheimer & Dementia*, *9*, 657–665.

Kling, M.A., Trojanowski, J.Q., Wolk, D.A., Lee, V.M., & Arnold, S.E. (2013). Vascular disease and dementias: paradigm shifts to drive research in new directions. *Alzheimer's & Dementia*, *9*, 76–92.

Knopman, D.S., Jack, C.R., Wiste, H.J., Weigand, S.D., Vemuri, P., Lowe, V.J., … Petersen, R.C. (2013). Brain injury biomarkers are not dependent on β-amyloid in normal elderly. *Annals of Neurology*, *73*, 472–480.

Kontos, P.C. (2003). "The painterly hand": Embodied consciousness and Alzheimer's disease. *Journal of Aging Studies*, *17*, 151–170.

Koyama, A., Steinman, M., Ensrud, K., Hillier, T. A., & Yaffe, K. (2014). Long-term cognitive and functional effects of potentially inappropriate medications in older women. *The Journals of Gerontology*, *69A*, 423–429.

Krinsky-McHale, S.J., & Silverman, W. (2013). Dementia and mild cognitive impairment in adults with intellectual disability: Issues of diagnosis. *Developmental Disabilities Research Reviews*, *18*, 31–42.

Lachman, M.E., & Agrigoroaei, S. (2012). Low perceived control as a risk factor for episodic memory: the meditational role of anxiety and task interference. *Memory & Cognition*, *40*, 287–296.

Lachman, M.E., Neupert, S.D., & Agrigoroaei, S. (2011). The relevance of control beliefs for health and aging. In K.W. Schaie & S.L. Willis (Éds), *Handbook of the psychology of aging*, 7th ed. (pp. 175–190). San Diego: Academic Press.

Langer, C.J., & Rodin, J. (1976). The effects of choice and enhanced personal responsibility for the aged: A field experiment in an institutional setting. *Journal of Personality and Social Psychology*, *34*, 2, 191–198.

Larson, E.B., Yaffe, K., & Langa, K.M. (2013). New insights into the dementia epidemic. *The New England Journal of Medicine*, *369*, 2275–2277.

Le Couteur, D. G., Doust, J., Creasey, H., & Brayne, C. (2013). Too much medicine. Political drive to screen for pre-dementia: not evidence-based and ignores the harms of diagnosis. *British Medical Journal*, *347:f5125*.

Le Couteur, D.G., & Simpson, S.J. (2010). Adaptative senectitude: The prolongevity effects of aging. *The Journals of Gerontology*, *66A*, 179–182.

Lefrancois, R. (2007). Une génération bouc émissaire. *Relations*, *714*, 10–26.

Lehman, E.J., Hein, M.J., Baron, S.L., & Gersic, C.M. (2012). Neurodegenerative causes of death among National Football League players. *Neurology*, *79*, 1970–1974.

Levy, B. (2000). Handwriting as a reflection of aging self-stereotypes. *Journal of Geriatric Psychiatry*, *33*, 81–94.

Levy, B. (2009a). Stereotype embodiment. A psychosocial approach of aging. *Current Directions in Psychological Sciences*, *18*, 332–336.

Levy, B.R., Zonderman, A., Slade, M.D., & Ferrucci, L. (2009b). Negative age stereotypes held earlier in life predict cardiovascular events in later life. *Psychological Science*, *20*, 296–298.

Lock, M. (2013). *The Alzheimer's conundrum. Entanglements of dementia and aging*. Princeton: Princeton University Press.

Lustenberger, I., Schupbach, B., von Gunten, A., & Mosimann, U.P. (2011). Psychotropic medication use in Swiss nursing homes. *Swiss Medical Weekly*, *141:w13254*.

Maisondieu, J. (1989/2011). *Le crépuscule de la raison.* Paris: Bayard.

Mak, W. (2011). Self-reported goal pursuit and purpose in life among people with dementia. *The Journals of Gerontology, 66B*, 177–184.

Mallers, M.H., Claver, M., & Lares, L.A. (2014). Perceived control in the lives of older adults: The influence of Langer and Rodin's work on gerontological theory, policy and practice. *The Gerontologist, 54*, 67–74.

Marquié, J. C., (2010). Environnements capacitants, developpement des aptitudes cognitives, et possibilité de maintien dans l'emploi. *Retraite et Société, 59*, 104–115.

Matthews, F.E., Blossom, C.M.S., McKeith, I.G., Bond, J., Brayne, C., & the M edical Research Council Cognitive Function and Ageing Study (2008). Two-year progression from mild cognitive impairment to dementia: To what extent do different definitions agree? *Journal of the American Geriatrics Society, 56*, 1424–1433.

Mattsson, N., Rosén, E., Hansson, O., Andreasen, N., Parnetti, L., Jonsson, M., ... Zetterberg H. (2012). Age and diagnostic performance of Alzheimer disease CSF biomarkers. *Neurology, 78*, 468–476.

May, R. (1973). *Power and innocence: A search for the sources of violence.* New York: Delta.

Mazzonna, F., & Peracchi, F. (2012). Ageing, cognitive abilities and retirement. *European Economic Review, 56*, 691–710.

McDermott, O., Crellin, N., Ridder, & Orrel, M. (2013). Music therapy in dementia: a narrative synthesis systematic review. *International Journal of Geriatric Psychiatry, 28*, 781–194.

McKhann, G.M., Chertkow, H., Hyman, B.T., Jack, C.R., Kawas, C., Klunk, W.E., ... Phelps, C.H. (2011). The diagnosis of dementia due to Alzheimer's disease: Recommendations from the NIA – Alzheimer's Association workgroups on diagnostic guidelines for Alzheimer's disease. *Alzheimer's & Dementia, 7*, 263–269.

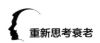

Meeuwsen, E. J., Melis, R. J. F., Van der Aa, G., Goluke-Willemse, G., De Leest, B., Van Raak, F.H.J.M., ... Olde Rikkert, M. (2012). Effectiveness of dementia follow-up care by memory clinics or general practitioners: randomized controlled trial. *British Medical Journal, 344:e3086.*

Meng, X., & D'Arcy, C. (2012). Education and dementia in the context of the cognitive reserve hypothesis: A systematic review with meta-analyses and qualitative analyses. PloS One, 7(6): e38268.

Middleton, L.E., Barnes, D.E., Lui, L.-Y., & Yaffe, C. (2010). Physical activity over the life course and its association with cognitive performance and impairment in old age. *Journal of the American Geriatrics Society, 58*, 1322–1326.

Miller, S.C., Lima, J., Gozalo, P., & Mor, V. (2010). The Growth of Hospice Care in U.S. Nursing Homes. *Journal of American Geriatrics Society, 58*, 1481–1488.

Miller. Z.A., Mandelli, M.L., Rankin, K.P., Henry, M.L., Babiak, M.C., Frazier, D.T., ... Gorno-Tempini, L. (2013). Handedness and language learning disability differentially distribute in progressive aphasia variants. *Brain, 136*, 3461–3473.

Mirowsky, J. (2011). Cognitive decline and the default American lifestyle. *The Journals of Gerontology, 66B(S1)*, 50–58.

Mitchell, A.J., & Shiri-Feshki, M. (2009). Rate of progression of mild cognitive impairment to dementia–Meta-analysis of 41 robust inception cohort studies. *Acta Psychiatrica Scandinavica, 119*, 252–265.

Mittler, P. (2010). *Thinking globally acting locally: A personal journey*. Milton Keynes: AuthorHouse.

Miyamoto, M., George, D.R., & Whitehouse, P.J. (2011). Government, professional and public efforts in Japan to change the designation of dementia (chihō). *Dementia, 10*, 475–486.

Moody, E., & Phinney, A. (2012). A community-engaged art program for older people: Fostering social inclusion. *La Revue canadienne du Vieillissement*, *31*, 55–64.

Mungas, D., Beckett, L., Harvey, D., Tomaszewski Farias, S., Reed, B., Carmichael, O., ... DeCarli, Ch. (2010). Heterogeneity of cognitive trajectories in diverse older persons. *Psychology and Aging*, *25*, 606–619.

Nelson, J.C., & Devanand, D.P. (2011). A systematic review and meta-analysis of placebo-controlled antidepressant studies in people with depression and dementia. *Journal of the American Geriatrics Society*, *59*, 577–585.

Nepal, B., Brown, L., & Ranmuthugala, G. (2010). Modelling the impact of modifying lifestyle risk factors on dementia prevalence in Australian population aged 45 years and over, 2006–2051. *Australasian Journal of Ageing*, *29*, 11–116.

Ness, S., Rafii, M., Aisen, P., Krams, M., Silverman, W., & Manji, H. (2012). Down's syndrome and Alzheimer's disease: towards secondary prevention. *Nature Reviews/Drug Discovery*, *11*, 655–656.

Ngatcha-Ribert, L. (2004). Maladie d'Alzheimer et societe: une analyse des représentations sociales. *Psychologie et Neuropsychiatrie du Vieillissement*, *2*, 49–66.

Nomura, M., Makimoto, K., Kato, M., Shiba, T., Matsuura, C., Shigenobu, K., ... Ikeda, M. (2009). Empowering older people with early dementia and family caregivers: A participatory action research study. *International Journal of Nursing Studies*, *46*, 431–441.

Nordström, P., Michaelsson, K., Gustafson, Y., & Nordstrom, A. (2014). Traumatic brain injury and young onset dementia: A nationwide cohort study. *Annals of Neurology*, *75*, 374–381.

Nordström, P., Nordstrom, A., Eriksson, M., Wahlund, L.-O., & Gustafson, Y. (2013). Risk factors in late adolescence for young-onset dementia in men. A nation cohort study. *JAMA Internal Medicine*, *173*, 1612–1618.

Norton, M.C., Smith, K.R., Østbye, T., Tschanz, J.T., Schwartz, S., Corcoran,

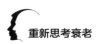

Ch., ... Welsh-Bohmer, K.A. (2011). Early parental death and remarriage of widowed parents as risk factors for Alzheimer Disease: The Cache County Study. *American Journal of Geriatric Psychiatry, 19*, 814–824.

Nourhashemi, F., Andrieu, S, Gillette-Guyonnet, Giraudeau, B., Cantet, Ch., Coley, N., & Vellas, B., on behalf of the PLASA Group (2010). Effectiveness of a specific care plan in patients with Alzheiemr's disease: cluster randomised trial (PLASA study). *British Medical Journal*, 340:c2466.

Nyberg, J., Åberg, M.A.I., Schioler, L., Milsson, M., Wallin, A., Torén, K., & Kuhn, H.G. (2014). Cardiovascular and cognitive fitness at age 18 and risk of early-onset dementia. *Brain*, doi: 10.1093/brain/awu041.

Pachoud, B. (2012). Se retablir de troubles psychiatriques: un changement de regard sur le devenir des personnes. *L'Information psychiatrique, 88*, 257–266.

Park, D.C., & Bischof, G.N. (2013). The aging mind: neuroplasticity in response to cognitive training. *Dialogues in Clinical Neurosciences, 15*, 109–119.

Park, D.C., Gutchess, A.H., Meade, M.L., & Stine–Morrow, E.A. (2007). Improving cognitive function in older adults: nontraditional approaches. *Journals of Gerontology, 62B*, 45–52.

Peeters, H., & De Tavernier, W. (2014). Lifecourses, pensions and poverty among elderly women in Belgium: interactions between family history, work history and pension regulations. *Ageing & Society*, http://dx.doi.org/10.1017/S0144686X14000129.

Pellissier, J. (2011). *Ces troubles qui nous troublent*. Paris: Eres.

Petrescu, I., MacFarlane, K., & Ranzia, R. (2013). Psychological effects of poetry workshops with people with early stage dementia. An exploratory study. *Dementia, 13*, 207–215.

Phelan, E.A., Anderson, L.A., LaCroix, A.Z., & Larson, E.B. (2004). Older adults' views of "successful aging" – how do they compare with researchers' definitions. *Journal of the American Geriatrics Society, 52*, 211–216.

Philipps, L.J., Reid-Arndt, S.A., & Pak, Y. (2010). Effects of a creative expression intervention on emotions, communication, and quality of life in persons with dementia. *Nursing Research, 59*, 417–425.

Pilgram, A. & Seifert, K. (2009). *Vivre avec peu de moyens. La pauvreté des personnes âgées en Suisse.* Zurich: Edition Pro Senectute.

Pillai, J.A., & Verghese, J. (2009). Social networks and their role in preventing dementia. *Indian Journal of Psychiatry, 51*, 22–28.

Pitkala, K.H., Routasalo, P., Kautiainen, H., Sintonen, H., & Tilvis, R.S. (2011). Effects of socially stimulating group intervention on lonely, older people's cognition: A randomized, controlled trial. *American Journal of Geriatric Psychiatry, 19*, 654–663.

Penrose, L.S. (1933). *Mental defect.* London: Sidgwick & Jackson Ltd.

Popham, C., & Orrell, M. (2012). What matters for people with dementia in care homes? *Aging & Mental Health, 16*, 181–188.

Potts, D. C. (2012). The art of preserving personhood. *Neurology, 78*, 836–837.

Power, A.G. (2010). Dementia beyond drugs. *Changing the culture of care.* Baltimore: Health Professions Press.

Purandare, N., Burns, A., Daly, K.J., Hardicre, J., Morris, J., Macfarlane, G., & McCollun, Ch. (2006). Cerebral emboli as a potential cause of Alzheimer's disease and vascular dementia: case-control study. *British Medical Journal, 332*, 1119–1124.

Qiu, C., Xu, W., Winblad, B., & Fratiglioni, L. (2010). Vascular risk profiles for dementia and Alzheimer's disease in very old people: A populationbased longitudinal study. *Journal of Alzheimer's Disease, 20*, 293–300.

Qiu, C., von Strauss, E., Backman, L., Winblad, B., & Fratiglioni, L. (2013). Twenty-year changes in dementia occurrence suggest decreasing incidence in central Stockholm, Sweden. *Neurology, 80*, 1888–1894.

Ravona-Springer, R., Schnaider Beeri, M., & Goldbourt, U. (2012). Younger age at crisis following parental death in male children and adolescents is associated with higher risk for dementia at older age. *Alzheimer's Disease and Associated*

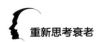

Disorders, 26, 68–73.

Reichstadt, J.M.S., Sengtupa, G., Depp, C., Palinkas, L., & Jeste, D. (2010). Older adults' perspectives on successful aging: Qualitative interviews. *American Journal of Geriatric Psychiatry, 18*, 567–575.

Reijnders, J., van Heugten, C., & van Boxtel, M. (2013). Cognitive interventions in healthy older adults and people with mild cognitive impairment: a systematic review. *Ageing Research Review, 12*, 263–275.

Reser, J.E. (2009). Alzheimer's disease and natural cognitive aging may represent adaptive metabolism reduction programs. *Behavioral and Brain Functions, 5*, 1–14.

Rigaux, N. (2009). L'aide informelle aux personnes âgées démentes: fardeau ou expérience significative? *Psychologie et Neuropsychiatrie du vieillissement, 7*, 57–63.

Ritchie, K., Carriére, I., Ritchie, C.W., Berr, C., Artero, S., & Ancelin, M.-L. (2010). Designing prevention programmes to reduce incidence of dementia: prospective cohort study of modifiable risk factors. *British Medical Journal*, doi: 10.1136/bmj.c3885.

Ritchie, K., & Ritchie, C.W. (2012). Mild cognitive impairment (MCI) twenty years on. *International Psychogeriatrics, 24*, 1–5.

Ritchie, C. W., Wells, K., & Ritchie, K. (2013). The PREVENT research programme–A novel research programme to identify and manage midlife risk for dementia: the conceptual framework. *International Review of Psychiatry, 6*, 748–754.

Roberts, J.S., Karlawish, J.H., Uhlmann, W.R., Petersen, R.C., & Green, R.C. (2010). Mild cognitive impairment in clinical care. A survey of American Academy of Neurology members. *Neurology, 75*, 425–431.

Rodin, J. (1986). Aging and health: Effects of sense of control. *Science, 233*, 1271–1275.

Roland-Lévy, C., & Lassarre, D. (2008). Psychologie, économie et politique.

Les C@hiers de Psychologie Politique, *13*, http://lodel.irevues.inist.fr/ cahierspsychologiepolitique/index.php?id=79.

Routasalo, P.E., Tilvis, R.S., Kautiainen, H., & Pitkala, K.H. (2009). Effects of psychosocial group rehabilitation on social functioning, loneliness and well-being of lonely, older people: randomized controlled trial. *Journal of Advanced Nursing*, *65*, 297–305.

Rowe, J.W., & Kahn, R.L. (1998). *Successful aging*. New York: Random House.

Rowe, C.C., Ellis, K.A., Rimajova, M., Bourgeat, P., Pike, K.E., Jones, G., ... Villemagne, V.L. (2010). Amyloid imaging results from the Australian Imaging, Biomarkers and Lifestyle study of aging, *Neurobiology of Aging*, *31*, 1275–1283.

Ruiz, J., & Egli, M. (2010). Syndrome métabolique, diabéte sucré et vulnérabilité: une approche «syndémique» de la maladie chronique. *Revue médicale suisse*, *271*, 2205–2208.

Rusanen, M., Kivipelto, M., Quesenberry, Ch.P., Zhou, J., & Whitmer, R.A. (2011). Heavy smoking in midlife and long–term risk of Alzheimer disease and vascular dementia. *Archives of Internal Medicine*, *171*, 333–339.

Russ, T.C., Hamer, M., Stamatakis, E., Starr, J.M., & Batty, G.D. (2011). Psychological distress as a risk factor for dementia death. *Archives of Internal Medicine*, *171*, 1858–1849.

Sabat, S.R. (2003). Malignant positioning and the predicament of people with Alzheimer's disease. In R. Harré & F.M. Moghaddam (Éds), *The self and others: Positioning individual and groups in personal, political, and cultural contexts* (pp. 85–99). Westport, CN: Praeger.

Sabat, S.R., & Lee, S.R. (2012). Relatedness among people diagnosed with dementia: Social cognition and the possibility of friendship. *Dementia: The International Journal of Social Research and Practice*, *11*, 315–327.

Sachdev, P.S. (2000). Is it time to retire the term "Dementia"? *Journal of Neuropsychiatry and Clinical Neurosciences*, *12*, 276–279.

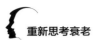
Sarkamo, T., Laitinen, S., Tervaniemi, M., Numminen, A., Kurki, M., & Rantanen, P. (2012). Music, emotion, and dementia: Insight fron neuroscientific and clinical research. *Music and Medicine, 4*, 153–162.

Savundranayagam, M.Y. (2014). Missed opportunities for person-centered communication: implications for staff-resident interactions in long-term care. *International Psychogeriatrics, 26*, 527–531.

Scarmeas, N., Luchsinger, J.A., Stern, Y., Gu, Y., He, J., DeCarli, Ch., ... Brickman, A.M. (2011). Mediterranean diet and magnetic resonance imaging–assessed cerebrovascular disease. *Annals of Neurology, 69*, 257–268.

Scazufca, M., Menezes, P.R., Araya, R., Di Rienzo, V.D., Almeida, O.P., Gunnel, D., & Lawlor, D.A. (2008). Risk factors across the life course and dementia in a Brazilian population: results from the Sao Paulo Ageing & Health Study (SPAH). *International Journal of Epidemiology, 37*, 879–890.

Schneider, L.S. (2012). Could cholinesterase inhibitors be harmful overt the long term? *International Psychogeriatrics, 24*, 171–174.

Scholl, J.M., & Sabat, S.R. (2008). Stereotypes, stereotypes threat and ageing: Implications fort he understanding and treatment of people with Alzheimer's disease. *Ageing & Society, 28*, 103–130.

Schroll, M. Jonsson, P.V., Mor, V., Berg, K., & Sherwood, S. (1997). An international study of social engagement among nursing home residents. *Age and Ageing, 26*, 55–59.

Scott, S.B., Jackson, B.R., & Bergeman, C.S. (2011). What contributes to perceived stress in later life? A recursive partitioning approach. *Psychology and Aging, 26*, 830–843.

Shamaskin, A.M., Mikels, J.A., & Reed, A.E. (2010). Getting the message across: Age differences in the positive and negative framing of health care. *Psychology and Aging, 25*, 746–751.

Shively, S., Scher, A.I., Perl, D.P., & Diaz–Arriasta, R. (2012). Dementia resulting from traumatic brain injury. *Archives of Neurology, 69,* 1245–1251.

Shura, R., Siders, R.A., & Dannefer, D. (2011). Culture change in long-term care: Participatory action research and the role of the resident. *The Gerontologist, 51,* 212–225.

Sink, K.M., Holden, K.F., & Yaffe, K. (2005). Pharmacological treatment of neuropsychiatric symptoms of dementia. A review of evidence. *JAMA, 293,* 596–608.

Slaughter, S.E., & Hayduck, L.A. (2012). Contributions of environment, comorbidity, and stage of dementia to the onset of walking and eating disability in long-term care residents. *Journal of the American Geriatric Society, 60,* 1624–1631.

Slaughter, S.E., & Morgan, D.G. (2012). Functional outcomes of nursing home residents in relation to features of the environment: Validity of the Professional Environmental Assessment Protocol. *JAMDA, 13(5):487. e1–7.*

Sona, A. *et al.,* & AIBL Research Group (2012). Predictors of rapid cognitive decline in Alzheimer's disease: results from the Australian Imaging, Biomarkers and Lifestyle (AIBL) study of ageing. *International Psychogeriatrics, 24,* 197–204.

Song, X., Mitnitski, A., & Rockwood, K. (2011). Nontraditional risk factors combine to predict Alzheimer disease and dementia. *Neurology, 77,* 227–234.

Song, X., Mitnitski, A., Zhang, N., Chen, W., Rockwood, K., for the Alzheimer's Disease Neuroimaging Initiative (2013). Dynamics of brain structure and cognitive function in the Alzheimer's disease neuroimaging initiative. *Journal of Neurology, Neurosurgery, and Neuropsychiatry, 84,* 71–78.

Soubelet, A. (2011). Engaging in cultural activities compensates for educational differences in cognitive abilities. *Aging, Neuropsychology, and Cognition, 18,* 516–526.

Sperling, R.A., Aisen, P.S., Beckett, L.A., Bennett, D.A., Craft, S., Fagan, A.M., … Phelps, C.H. (2011). Toward defining the preclinical stages of Alzheimer's disease: recommendations from the NIA – Alzheimer's Association workgroups on diagnostic guidelines for Alzheimer's disease. *Alzheimer's & Dementia, 7*, 280–292.

Stephan, B.C.M., Kurth, T., Matthews, F.E., Brayne, C., & Dufouil, C. (2010). Dementia risk prediction in the population: are screening models accurate? *Nature Reviews Neurology, 6*, 318–326.

Stephan, B.C.M., Matthews, F.E., Ma, B., Muniz, G., Hunter, S., Davis, D., Brayne, C., & The Medical Research Council Cognitive Function and Ageing Neuropathology Study (2012). Alzheimer and vascular neuropathological changes associated with different cognitive states in a non-demented sample. *Journal of Alzheimer's Disease, 29*, 309–318.

Stern, Y. (2002). What is cognitive reserve? Theory and research application of the reserve concept. *Journal of the International Neuropsychological Society, 8*, 448–460.

Strydom, A., Chan, T., King, M., & Hassiotis, A. (2013). Incidence of dementia in older adults with intellectual disabilities. *Research in Developmental Disabilities, 34*, 1881–1885.

Terracciano, A., Sutin, A.R., An, Y., O'Brien, R.J., Ferrucci, L., Zonderman, A.B., & Resnick, S.M. (2014). Personality and risk of Alzheimer's disease: New data and meta-analysis. *Alzheimer's & Dementia, 10*, 179–186.

Thacker, S.P. (2012), Social engagement may be as important as cognitive stimulation therapy. *British Medical Journal, 344*: e1607.

Tortosa-Martinez, J., & Clow, A. (2012). Does physical activity reduce risk for Alzheimer's disease through interaction with the stress neuroendocrine system? *Stress, 15*, 243–261.

Tricco, A.C., Soobiah, S., Beliner, S., Ho, J.M., Ng, C.H., Ashoor, H.M., ... Straus, S.E. (2013). Efficacy and safety of cognitive enhancers for patients with mild cognitive impairment: A systematic review and meta-analysis. *Canadian Medical Association Journal, 185*, 1393–1401.

Tschanz, J.T., Corcoran, Ch.D., Schwartz, S., Treiber, K., Green, R.C., Norton,

M.C., ... Rabins, P.V. (2011). Progression of cognitive, functional, and neuropsychiatric symptom domains in a population cohort with Alzheimer dementia. The Cache County Dementia Progression Study. *American Journal of Geriatric Psychiatry, 19*, 532–542.

Tse, C.-S., Balota, D.A., Moynan, S.C., Duchek, J.M., & Jacoby, L.L. (2010). The utility of placing recollection in opposition to familiarity in early discrimination of healthy aging and very mild dementia of the Alzheimer's type. *Neuropsychology, 24*, 49–67.

Unverzagt, F.W., Guey, L.T., Jones, R.N., Marsiske, M., King, J.W., Wadley, V.G., ... Tennstedt, S.L. (2012). ACTIVE cognitive training and rates of incident dementia. *Journal of the International Neuropsychological Society, 18*, 1–9.

Van der Linden, M., & Billieux, J. (2011). La contribution de la psychopathologie cognitive à l'intervention psychologique. In J. Monzee (Éd.), *Ce que le cerveau a dans la tête. Perception, apparences et personnalité* (pp. 145–172). Montreal: Éditions Liber.

Van der Linden, M., & Juillerat Van der Linden, A.-C. (2014). L'évaluation neuropsychologique dans la démence: un changement d'approche. In X. Seron et M. Van der Linden (Éds), *Traité de neuropsychologie clinique de l'adulte* (pp. 575–598). Paris: De Boeck-Solal.

Van Gorp, B., & Vercruysse, T. (2011). *Framing et reframing: Communiquer autrement sur la maladie d'Alzheimer.* Bruxelles: Fondation Roi Baudouin.

Van Malderen, L., Mets, T., & Gorus, E. (2013). Interventions to enhance the quality of life of older adults in residential long-term care: A systematic review. *Aging Research Reviews, 12*, 141–150.

Van Rossum, E. (2009). *Een vreemde kostganger in mijn hoofd. Mijn leven met Alzheimer.* Amsterdam: Van Gennep.

Van Vliet, W. (2011). Intergenerational cities: A framework for policies and programs. *Journal of Intergenerational Relationships, 9*, 348–365.

Vernooij-Dassen, S., Faber, M.J., Olde Rikkert, M.G., Koopmans, R.T., van

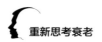

Achterberg, T., Braat, D.D., … Wollewrsheim, H. (2009). Dementia care and the labour market: the role of job satisfaction. *Aging and Mental Health, 14*, 383–390.

Vion-Dury, J. (2012). Réserve cognitive. In G. Arfeux-Vaucher & L. Ploton, *Les démences au croisement des non-savoirs. Chemins de la complexité* (pp. 141–143). Rennes: Les Presses de l'EHESP.

Virta, J. J., Heikkila, K., Perola, M., Koskenvuo, M., Raiha, I., Rinne, J.O., & Kaprio, J. (2013). Midlife sleep characteristics associated with late life cognitive function. *Sleep, 36*, 1533–1541.

Walhovd, K.B., Fjell, A.M., & Epseseth, T. (2014). Cognitive decline and brain pathology in aging – need for a dimensional, lifespan and systems vulnerability view. *Scandinavian Journal of Psychology, 55*, 244–254.

Walters, G.D. (2010). Dementia: Continuum or distinct entity. *Psychology and Aging, 25*, 534–544.

Ward, R., Vass, A.A., Aggarwal, Garfield, C., & Cybyk, B.A. (2008). A different story: exploring patterns of communication in residential dementia care. *Aging & Society, 28*, 629–651.

Werner, P., Goldstein, D., & Buchbinder, E. (2010). Subjective experience of family stigma as reported by children of Alzheimer's disease patients. *Qualitative Health Research, 20*, 159–169.

Weston, A.L., Weinstein, A.M., Barton, C., & Yaffe, K. (2010). Potentially Inappropriate Medication use in older adults with mild cognitive impairment. *The Journals of Gerontology, 65A*, 318–321.

Weuve, J., Puett, R.C., Schwartz, J., Yanovsky, J.D., Laden, F., & Goldstein, F. (2012). Exposure to particulate air pollution and cognitive decline in older women. *Archives of Internal Medicine, 172*, 219–227.

Whalley, L.J. (1982). The dementia of Down's syndrome and its relevance to aetiological studies of Alzheimer's disease. *Annals of the New York Academy of Sciences, 396*, 39–53.

Whalley, L.J., & Smyth, K.A. (2013). Human culture and the future dementia

参考文献

epidemic. Crisis or crossroads? *Neurology*, *80*, 1824–1815.

Wharton, S., Brayne, C., Savva, G., Matthews, F.E., Forster, G., Simpson, J., ... Ince, P. (2011). Epidemiological neuropathology: the MRC cognitive function and aging study experience. *Journal of Alzheimer's Disease*, *25*, 359–372.

White-Chu, E.F., Graves, W.J., Godfrey, S.M., Bonner, A., & Sloane, Ph. (2009). Beyond the medical model: The culture change revolution in longterm care. *JAMDA*, *10*, 370–378.

Whitehouse, P. (2013a). The challenges of cognitive aging: Integrating approaches from science to intergenerational relationships. *Journal of Alzheimer's Disease*, *36,* 225–232.

Whitehouse, P. (2013b). The challenges of cognitive aging: Integrating approaches from science to intergenerational relationships. *Journal of Intergenerational Relationships*, *11*, 105–117.

Whitehouse, P., & George, D. (2009). *Le mythe de la maladie d'Alzheimer. Ce qu'on ne vous dit pas sur ce diagnostic tant redouté* (traduit par A.-C. Juillerat Van der Linden & M. Van der Linden). Bruxelles: DeBoeck/Solal.

Whitehouse, P.J., George, D.R., & Whitehouse, C.C. (2010). Gaining wisdom through multiage learning. The story of The Intergenerational School. In C.A. Depp & D.V. Jeste (Eds), *Successful cognitive and emotional aging* (pp. 383–398). Washington D.C.: American Psychiatric Publishing, Inc.

Williams, K.N., Herman, R., Gajewski, B., & Wilson, K. (2009). Elderspeak communication: Impact on dementia care. *Alzheimer's Disease & Other Dementias*, *24*, 11–20.

Williams, K., Kemper, S., & Hummert, M.L. (2003). Improving nursing home communication: An intervention to reduce elderspeak. *The Gerontologist*, *43*, 242–247.

Williams, S.J., Higgs, P., & Katz, S. (2012). Neuroculture, active ageing and the "older brain": problems, promises and prospects. *Sociology of Health & Illness*, *34*, 64–78.

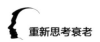
Williamson, R.-P. (2011). Humanisons notre lexique. *Actualités sociales hebdomadaires, 2729*, 25–26.

Willis, R., Chan, J., Murray, J., Matthews, D., & Banerjee, S. (2009). People with dementia and their family carer's satisfaction with a memory service: A qualitative evaluation generating quality indicators for dementia care. *Journal of Mental Health, 18*, 26–37.

Willis, S.L., Martin, M., & Rocke, C. (2010). Longitudinal perspectives on midlife development: stability and change. *European Journal of Ageing, 7*, 131–134.

Wilson, R.S., Begeny, C.T., Boyle, P.A., Schneider, J.A., & Bennett, D.A. (2011). Vulnerability to stress, anxiety, and development of dementia in old age. *American Journal of Geriatric Psychiatry, 19*, 327–334.

Wilson, R.S., Hebert, L.E., Scherr, P.A., Dong, X., Leurgens, S.E., & Evans, D.A. (2012a). Cognitive decline after hospitalization in a community population of older persons. *Neurology, 78*, 950–956.

Wilson, R.S., Krueger, K.R., Arnold, S.E., Schneider, J.A., Kelly, J.F., Barnes, L.L., … Bennett, D.A. (2007a). Loneliness and risk of Alzheimer disease. *Archives of General Psychiatry, 64*, 234–240.

Wilson, R.S., McCann, J.J., Li, Y., Aggarwal, N.T., Gilley, D.W., & Evans, D.A. (2007b). Nursing home placement, day care use, and cognitive decline in Alzheimer's disease. *American Journal of Psychiatry, 164*, 910–915.

Wilson, R.S., Segawa, E., Boyle, P.A., & Bennett, D.A. (2012b). Influence of late-life cognitive activity on cognitive health. *Neurology, 78*, 1123–1129.

Wolk, D.A., Dickerson, B.A., & The Alzheimer's Disease Neuroimaging Initiative (2010). Apoliprotein E (ApoE) genotype has dissociable effects on memory and attentional executive network function in Alzheimer's disease. *PNAS, 107*, 10256–10261.

Woods, B. (2012). Well-being and dementia – how can it be achieved? *Quality in Ageing and Older Adults, 13*, 205–211.

Yaffe, K., Laffan, A.M., Litwack Harrison, S., Redline, S., Spira, A.P., Ensrud, K.,

E., ... Stone, K.L. (2011). Sleep-disordered breathing, hypoxia, and risk of mild cognitive impairment and dementia in older women. *JAMA*, *306*, 613–619.

Yaffe, K., Vittinghof, E., Lindquist, K., Barnes, D., Covinsky, K.E., Neylan, Th., ... Marmar, Ch. (2010). Posttraumatic stress disorder and risk of dementia among US veterans. *Archives of General Psychiatry*, *67*, 608–613.

Yarchoan, M., Xie, S.X., Kling, M.A., Toledo, J.B., Wolk, D.A., Lee, E.B., ... A rnold, S.E. (2013). Cerebrovascular atherosclerosis correlates with Alzheimer pathology in neurodegenerative dementias. *Brain*, *135*, 3749–3756.

Zeilig, H. (2013). Dementia as a cultural metaphor. *The Gerontologist*, *54*, 258–267.

Zuppiroli, L. (2010). *La bulle universitaire. Faut-il poursuivre le rêve américain?* Lausanne: Éditions d'En-Bas.